Christian Gottfried Ehrenberg.

Ein Tagwerk

auf dem Felde der Naturforschung

des neunzehnten Jahrhunderts.

Laurum qui meruit feret.

Von

Johannes Hanstein.

Bonn,

bei Adolph Marcus.

1877.

Clara Ehrenberg

zugeeignet

vom Verfasser.

Empfange hier, liebe Clara, das Schriftchen, das wesentlich Deinem Antrieb seine Entstehung und Deiner Beihülfe seine werthvollsten Bestandtheile verdankt. Beurtheile dasselbe mit Nachsicht. Es sollte ja zunächst nur den Zweck haben, eine Skizze der vielseitigen wissenschaftlichen Thätigkeit des Mannes zu bieten, der uns freilich in allem seinem Denken und Thün unvergesslich, den jüngeren Berufsgenossen unserer Tage aber nicht ausreichend bekannt geworden ist. Es sollte als solches eine Vervollständigung und Berichtigung der in allen möglichen Zeitschriften erschienenen zum Theil sehr oberflächlichen, schnell und leicht fertigen Nachrufe ausmachen. Doch war es nicht ausführbar, einen solchen Mann nur einseitig zu schildern, bei welchem Berufs- und Gemüthsleben, specielle Forschungsarbeit und allgemeine Weltanschauung einander in jedem Augenblick so vollkommen durchdrangen, dass sie nur in ihrer gemeinsamen Wirkung verständlich werden. So vermochte ich nicht zu unterlassen, die Besprechung der wissenschaftlichen Thätigkeit dieses in sich so ganzen und geschlossenen Charakters mit immer mehr und mehr seiner persönlichen, hier und dort gethanen so bezeichnenden Aeusserungen zu durchwirken, so dass es nun ein vielleicht kaum recht einheitliches Gewebe aus den beiderlei Fäden geworden ist.

Erst meinte ich, um so leichtere Arbeit zu finden, je näher es mir vergönnt gewesen ist, diesem seltenen Manne zu stehen. Vielleicht aber wirft dies gerade im Gegentheil auf mein Urtheil statt weissen Lichtes ein gefärbtes, oder erweckt doch den Anschein eines solchen. Mancher Leser wird mit Recht den grossen und genialen Forscher und Menschen doch nicht genügend in seiner ganzen Bedeutsamkeit porträtirt oder auch nur skizzirt finden, und hätte statt so vieler Einzelheiten lieber ein in wenigen grösseren Zügen ausgeführtes Bild gesehen. Und doch schien es mir, dass ein ausreichend vollständiges Bild so viele Pinselstriche erheische. Anderen wieder dürfte manches Urtheil zu wenig motivirt, und das Ganze zu sehr als Einheit behandelt erscheinen. Und doch musste für den vorliegenden Zweck mit dem Umfange der Schrift ein richtiges Maass gehalten werden, und meinte ich, mit einem Hinweis auf die Quellen in solchen Fällen dem weiter gehenden Bedürfniss genügen zu können. Noch Anderen dürfte zu viel auf die Entwicklung der Naturwissenschaft im Allgemeinen, wie sie sich um Ehrenberg vollzog, von ihm gefördert wurde und auf ihn wirkte, eingegangen sein. Und doch kann man den Einzelnen nicht aus seiner Zeit lösen, noch weniger diesen, dem seine Zeit selbst so grosse Förderniss verdankt. Endlich könnte auch leicht bei der Spärlichkeit der Aufzeichnungen aus gewissen Zeiten diese oder jene Einzelheit trotz aller Sorgfalt nicht ganz richtig aufgefasst, einzelne Berührungen mit Freunden und Berufsgenossen vielleicht ganz übersehen sein. Wollen dann die

Betroffenen oder die es genauer wissen den Fehler oder die Versäumniss verzeihen und den Verfasser darüber freundlicher Weise belehren.

Und so mögest Du denn, wie die übrigen Leser nachsichtig bei dem schwierigen Unternehmen den Willen für die That nehmen wo diese nicht genügt. Möchte Dir das liebe, verehrungswürdige Bild des Abgeschiedenen ein wenig frischer dadurch in der Erinnerung bleiben und die Farben, in denen es dargestellt ist, sympathische Empfindungen erwecken und wach halten. Und grade bei Dir darf ich dies wohl am ehesten vermuthen, da Dir derselbe in der letzten Zeit seines Lebens vor Allen nahe stand. Während Du allein vermocht hast, ihm seine letzten Abschlussthaten vollbringen zu helfen, während Du ihm Auge und Hand, da er sie zur gewohnten lieb gewordenen Arbeit nicht mehr ausreichend brauchen konnte, ersetztest, hast Du Dich seinem Geist so nahe angeschmiegt, als wäre der Deinige ein Theil des seinen geworden, und wirst daher leichter, als irgend wer, jeden Nachklang desselben herausfühlen. Also wollest Du auch nun vor Allen Dir gefallen lassen, dies Büchlein als Dein persönliches Eigenthum anzusehen.

Poppelsdorf bei Bonn
im April 1877.

Johannes Hanstein.

Berichtigungen.

S. 15.	Zeile 6 v. u.	statt	Ascomyaten:	Ascomyceten.
„ 18.	„ 3 v. o.	statt	Mahnung:	Wohnung.
„ 29.	„ 8 v. u.	statt	Vorrichtung:	Verrichtung.
„ 34.	„ 9 v. u.	statt	Molekele:	Molekeln.
„ 35.	„ 7 v. o.	statt	Molekele:	Molekeln.
„ 70.	„ 1 v. o.	statt	die Geschlechter, die Kindeskinder:	die Geschlechter der Kindeskinder.
„ 70.	„ 2 v. u.	statt	sagt:	sagte.
„ 80.	„ 12 v. u.	statt	in Curtius:	von Curtius.
„ 81.	„ 4 v. u.	statt	an Gewicht:	von Gewicht.
„ 97.	„ 16 v. u.	statt	die erstere leider blieb:	die ersten beiden blieben.
„ 129.	„ 7 v. u.	statt	die Körpertheile:	Körpertheile.

Christian Gottfried Ehrenberg.

Das neunzehnte Jahrhundert hat seine grösste wissenschaftliche Leistung auf dem Gebiete der Naturforschung ausgeführt. Genauer als seine Vorgänger hat es die in der Natur wirksamen Kräfte und die Art ihrer Wirkungen zu erkennen vermocht. Die grössere Anzahl der neu gefundenen Thatsachen und die Möglichkeit, mit verbessertem Apparat zu beobachten, hat zu bestimmteren Schlussfolgerungen geführt und gestattet, daraus festere Fundamente für die Lehrgebäude zu legen. Die reichere Ernte hat dann eine immer grössere Menge von Mitarbeitern angelockt, und durch die Wechselwirkung beider Umstände ist das Gesammtergebniss in wachsendem Verhältniss gesteigert. Und jetzt, am Ende von erst drei Viertheilen des laufenden Jahrhunderts, überschauen wir eine Reihe von ungeahnten Gewinsten desselben, welche Schritt für Schritt die Erwartungen übertreffend, zu einer überraschend grossen Summe geistigen Besitzthumes angewachsen sind.

Unter der Schaar der auf diesem Felde vorwärts drängenden Streiter ist denn manch einzelne Gestalt zu Heldengrösse aufgewachsen, und nicht wenige Namen haben sich, die Schranken des Jahrhunderts überragend, in die bleibenden Denkmäler der Menschengeschichte eingegraben. Die Träger derselben sind es, die, ihrer Zeit entwachsen, ihre Zeit haben gestalten helfen. Durch ihre Eroberungen haben diese denn vorzugsweise dem Reich der Naturerkenntniss weitere Grenzen gesteckt und zu ferneren Erweiterungen ihren Mitstreitern und Nachfolgern neue Ziele aufgepflanzt.

Zu diesen Forschern ersten Ranges, deren Ruf sich schon während ihrer Arbeitszeit aus dem heimischen Gebiet weit über die gebildete Welt verbreitete, gehört C. G. Ehrenberg. Manches theilnehmende Wort ist diesem Manne, nachdem er aus dem Kreis der Genossen geschieden, schon nachgerufen. Dennoch erscheint es nicht überflüssig, dass man den persönlichen Antheil, den derselbe durch die Eigenartigkeit seiner Leistung von der Arbeit seiner Zeit auf sich genommen hat, noch einmal genauer überblicke, um diese Zeit selbst in ihrer reichen Entwicklung sich in dem einen Lebensbild wiederum abspiegeln zu sehen.

Die Mehrzahl der Arbeiter am Bau der wissenschaftlichen Erkenntniss ist zufrieden, zu demselben einzelne Werkstücke herbei zu bringen, sie im Groben oder Feinen zu bearbeiten und zu gestalten und an ihrem Orte einzufügen. Wenigen nur ist es beschieden, für sich allein einen stärkeren Tragpfeiler in diesem Gebäude zu errichten, oder einen Bogen zusammen zu wölben, um damit zur harmonischen Ausgestaltung des Ganzen ein eignes Glied herzustellen. Diese haben sich dann ihr Denkmal im Tempel der Erkenntniss selbst erbaut, und bedürfen freilich ihrerseits der rühmenden Nachrede weiter nicht. Das aber dürfte doch der Mühe lohnen, zu sehen, wie so ein glücklich schaffender Werkmeister zu arbeiten begonnen, seine Plane immer klarer erfasst, am eignen Werk selber zu immer bedeutenderer Leistungsfähigkeit erstarkt, und mit festem Griff endlich Stück um Stück zur Vollendung seines Lebens-Tagewerks gefügt hat.

Ehrenberg hat als einer dieser glücklichen Werkmeister mit seltnem Fleisse arbeitend von den Früchten, die das Jahrhundert auf dem Felde der Naturforschung zu zeitigen hatte, einen nicht gewöhnlichen Antheil mit eigner Hand gepflückt, so leicht und sicher, als ob sie ihm in den Schooss gefallen wären. Und doch war es nicht Zufall, der sie ihm spendete, sondern diejenige angestrengte Arbeit und die unermüdete Ausdauer in der Heranpflege derselben, welchen das Glück des Gelingens niemals versagt zu bleiben pflegt.

Ehrenberg's Streben war mit Bewusstsein von Anbeginn darauf gerichtet, die innerste Eigenthümlichkeit der lebendigen Naturkörper im Gegensatz zur anorganischen Natur zu erkennen, und möglichst bis an die Grenze des Sichtbaren zu verfolgen. Seine wissenschaftliche That war ihm in seiner Begabung bestimmt vorgezeichnet. Wollen wir von wirklichem Glück in seinem Lebenslaufe reden, so ist es dies, dass sich ihm jederzeit der richtige Weg und der freie Arbeitsraum öffnete, in welchem er, bald halb unbewusst, bald in klarer Einsicht seine Aufgabe auszuführen suchte. Dadurch gelangte er leicht und sicher dahin, dieselbe so aufzufinden und zu verstehen, wie es für seine Befähigung und seine Schaffenslust passte, und alsdann sein Ziel geradeaus anzustreben und zu erreichen.

Wer in Ehrenberg nur den scharfsichtigen Entdecker vieler hundert neuer Arten der allerkleinsten Organismen, oder auch den glücklichen Pfadfinder ihrer Spuren im Gebiete der Vorwelt kennt, weiss wenig von ihm. In der That aber waren schon viele seiner Zeitgenossen in diese Lage gekommen, und zumal für das jüngere Geschlecht der Naturerforscher ist sein Thun und sein Ansehen schon während er noch lebte und arbeitete mehr oder weniger in den Schatten gerückt. Die Strömung der wissenschaftlichen Zeitfragen hatte Viele seitab getrieben, und die Führer selbst wendeten sich grossentheils anderen Richtungen zu und zogen die Menge mit sich. Bald glaubte man auf der neuen Bahn mehr zu erreichen. Mit verbesserten Instrumenten meinte man alles, was Ehrenberg beobachtet und ausgesprocheu hatte, ohne Weiteres viel richtiger sehen und verstehen zu können. Mehr und mehr seiner Arbeitsgenossen glaubten deshalb, sei es dem Zeitstrome folgend, sei es dem eignen Ruf zu Gefallen, an den Leistungen dieses Forschers mehr tadeln als anerkennen zu müssen. Freilich ist es nicht leicht, einen ganzen Mann in seinem richtigen Werthe zu schätzen, es kostet Zeit und Mühe. Bequemer ist es, in einem seiner Aussprüche einen Fehler nachzuweisen. Denn um so bedeutender die Leistung, um so leichter sind die kleinsten Mängel darin aufzufinden, wie grade an der weissesten Wand der letzte kleine dunkle Punkt, und an dem maassvollsten Kunstwerk auch die leiseste Verletzung des Ebenmaasses am schnellsten wahrzunehmen ist. Und so geschah es, dass auch Anfänger leicht ihn bemängeln zu dürfen meinten.

Viele setzen auch die Wissenschaft nur in die Neuheit thatsächlicher Entdeckungen. Dieselben durch rationelle Hypothesen zu verknüpfen, scheint ihnen schon unerlaubte Speculation. Diese vergessen, so weise sie sich dünken, dass die Wissenschaft ihre Fortschritte nur durch glückliche Hypothesen gemacht hat, mittels welcher begabte Arbeiter die Einzelthatsachen richtig verbunden haben. Sie vergessen, dass kein Kunstbau aus planlos übereinander geschichteten Bausteinen entsteht, sondern nur da, wo der Fügung der Materie ein gedachter Plan vorangegangen ist. Andere wieder bauen phantastische Hypothesen fundamentlos in den Dunstkreis reiner Speculation hinein. Diese vergessen, dass das erste Erforderniss der Naturerkundung ein nüchternes Inductions-Verfahren ist. Von beiden Seiten wurde Ehrenberg schliesslich angefochten. Von der einen warf man ihm Uebertreibung der Thatsachen aus doctrinär naturphilosophischen Gründen, von der andern ein unzeitgemässes Festhalten an den überlieferten Ansichten und ein zweckloses Anhäufen systematischer Einzelheiten vor.

Und doch war er es grade, der vorzugsweise verstand maassvoll in der Mitte zu schreiten. Er stand in seiner Methode auf realistischem Boden. Nur in seiner Anschauung der Weltordnung war er Idealist. Die nüchternste Empirie war sein Arbeits-Princip. Er scheute keine Mühe und kein Opfer, um den zu erweisenden oder wahrscheinlich zu machenden Satz auf möglichst vollständige Induction zu stützen. War ihm dies gelungen, so stand er auch nicht an, die Menge der Thatsachen durch eine theoretische Hypothese zu verknüpfen, und aus den zerstreuten Werkstücken einen Theil des Bauwerkes künstlerisch aufzuführen.

Einerseits gewann er daher einen selten grossen Schatz neuer wissenschaftlicher Thatsachen. Andererseits verstand er in Allem nur die integrirenden Theile eines innig zusammengehörenden organischen Ganzen zu erkennen. Und die grosse Fülle der selbst erarbeiteten Werkstücke liess ihn mit um so sicherer Hand seinen Theil des theoretischen Aufbaues sach- und plangemäss vollenden.

In dem Streben nach dem von Jugend auf ihm vorschwebenden idealen Ziel, die Kräfte, die im Reiche des Organischen walten, in ihrem ganzen Wirken zu verfolgen, und die Organismen selbst in ihrer Eigenart zu erkunden, spürte er die Eingriffe und Thaten des organischen Lebens auf, nicht um aller Orten Neuigkeiten zu Tage zu fördern, sondern um im Gegentheil immer nur wieder das Eine ins Licht zu setzen, dass eben dieser organische Einfluss auf der Erde fast allgegenwärtig sei. Die mit menschlichem Maass unmessbare Vielheit der Organismen in der Einheit ihres Wirkens sowohl, wie ihres eignen Gestaltungsplanes sucht er immer deutlicher zu erweisen. Nie konnte ihn das Einzelne, zusammenhangslos angeschaut, befriedigen. Immer drängte es ihn, die getrennt aufgefundenen Glieder zum kunstvoll ebenmässigen Ganzen zu fügen. Und dadurch eben gelang es ihm, vergriff er sich auch einmal, oder ging, wie jeder Sterbliche, einen irrigen Weg, dennoch sein für ein Einzelleben ungewöhnlich grosses Stück Forschungsarbeit in Form einer einheitlichen Vorstellung zu hinterlassen. Und dies wird, wenn auch jetzt mannigfach misskannt, doch an Bedeutsamkeit für die Naturerkenntniss nichts einbüssen.

Wie er schon als Jüngling seit Erwachen seiner geistigen Originalität der Darlegung gerade der in dem Einfluss des Lebendigen sich ausprägenden Ordnung der Natur mit Begeisterung nacheiferte, so blieb er ein Eiferer für seine gute Sache bis zum letzten seiner Tage. Und in der Ganzheit des Zieles, dieses ihn stets erfüllenden Strebens, vollendete sich zugleich die sittliche Ganzheit und Einheitlichkeit seines Charakters überhaupt. So war Ehrenberg nicht sowohl ein tüchtiger Mensch, dessen mit Liebe, Lust und Erfolg wohl erlerntes Handwerk das Naturforschen war: Sein ganzes Leben selbst war Naturforschung. Er dachte und empfand nicht anders als im Hinstreben nach Erkundung des Naturwahren. War also sein ganzer Sinn ausschliesslich auf immer tiefere Erkenntniss der plangemässen Wohlordnung des Weltganzen gewendet, so entsprach es nun seiner persönlichen Neigung und Begabung vorzugsweise, diese Erkenntniss „in der Richtung des kleinsten Raumes", wie er es selbst so oft ausdrückt, zu suchen.

Hieraus entfällt denn von selbst das wissenschaftliche Ergebniss seines Tagewerks, wie er dies, als er zu feiern genöthigt war, der Mit- und Nachwelt hinterlassen konnte. Seine Forscherarbeit hat er als Botaniker begonnen. Später lag sie hauptsächlich auf zoologischem Gebiet, während er doch beide Seiten zu überblicken fortfuhr. Nach Cuvier übernahm er zunächst die Führerschaft unter den zoologischen Forschern. Und im Besondern war es dann also die Organisation der kleinsten lebendigen Naturkörper, die Erkundung ihrer ausserordentlichen Verbreitung nach Zeit und Raum und ihre Wirksamkeit im Aufbau der Erdrinde, die Vernichtung der irrigen zum Theil abergläubischen Vorstellung über das Entstehen dieser kleinsten Organismen aus anorganischen Substanzen und somit eine sicherere

Abzirkung des organischen Reiches in seiner eigenen Zusammengehörigkeit, was als seine eigenste That zu verzeichnen ist.

Ehrenbergs wissenschaftliche Lebensbahn gliedert sich in ungefährer Uebereinstimmung mit der Entwicklung seiner persönlichen Verhältnisse erkennbar in drei Zeiträume. Im ersten suchte sein jugendlich warmes Streben in allen Richtungen nach Mehrung der eignen Kenntniss von den organischen Einzelformen, ihrer Verbreitung und ihrem Zusammenhang. Im zweiten verarbeitete er aus der Fülle der thatsächlichen Funde die Frucht wissenschaftlich neuer Anschauungen. Im dritten führte er den in grossen Zügen erfassten und entworfenen Plan mit Fleiss und Beharrlichkeit mit dem gesammelten Schatz von Baumaterial in allen seinen Theilen aus. Sei es nun gestattet, diesen Arbeitsgang im Einzelnen, wie er durch Gunst oder Ungunst der innerhalb des individuellen Lebensrahmens wirkenden Umstände sich mit seinen Erfolgen und Anfechtungen gestaltet hat, genauer darzulegen.

Ehrenberg in der Wissenschaft.

Die Zeit des Sammelns.

In dem jungen Gottfried wurde schon während seiner Schülerzeit in seiner Vaterstadt Delitzsch, wo er am 19. April 1795 geboren war, der Trieb zur Naturbetrachtung geweckt. Später sehen wir den Portenser Gymnasiasten durch Wald und Flur des Saalthales streifen, und die reichen botanischen Schätze mühsam in knapp gewährten Feierstunden zusammenbringen und systematisch bestimmen. Erst hart darüber vom strengen Rector Ilgen zur Rechenschaft gezogen, gelang es ihm bald, durch einige seiner Entdeckungen, z. B. der des schönen Frauenschuhs *(Cypripedium calceolus)* seinen mehr sprach- als naturkundigen Lehrern zu imponiren, so wie durch Belehrung, die er denselben über die Gewächse in ihren Gärtchen geben konnte, ihr Interesse zu gewinnen. Deshalb liess man ihn gern sowohl in diesen schalten, als auch etwas mehr, als es der Regel entsprach, seiner Sammellust im Freien nachgehen [1]).

1) Es sei hierbei der hier und dort herumgetragenen Erzählung erwähnt, dass der junge Gottfried den klassischen Studien deshalb abhold gewesen wäre, und dass er erst von dem genannten Rector, indem derselbe ihm die gefundenen Pflanzen lateinisch benannte, zu diesen angeregt worden sei. Dies Geschichtchen ist wohl für träge Knaben erdacht, die man dadurch mit der Hoffnung, einst Ehrenberge zu werden, zu Latein und Griechisch treiben wollte. Der wirkliche Ehrenberg war von Anbeginn ein fleissiger Arbeiter in diesen Sprachen, brachte es weit darin und beherrschte sie noch im Alter durchaus. Er lernte die Pflanzennamen nicht von seinen Lehrern, sondern lehrte sie dieselben.

So kam er mit guten Vorkenntnissen der heimischen Fauna und Flora ausgerüstet, 20 Jahre alt (1815) auf die Hochschule Leipzig. Zuerst lag er der väterlichen Anordnung zufolge dem theologischen Studium ob, doch blieb er daneben seiner Neigung zur Naturforschung ebenso treu. Er erlangte daher, nachdem er seinem Vater durch Halten einer Predigt vor der Gemeinde bewiesen hatte, dass es ihm nicht an Fleiss und Muth fehle, die Zustimmung desselben, von dem ihm an sich weniger sympathischen Berufsgebiet abzustehen, und ging zu demjenigen über, das seinen ganzen Sinn erfüllte. Nur der Gedanke, als Missionar die Natur fremder Länder erkunden zu können, hatte ihn sich mit jenem Studium überhaupt aussöhnen lassen. Der nächste Weg zur Naturwissenschaft und die sicherste Brücke zu grösserer Forschungsgelegenheit zu gelangen, war damals das Studium der Medicin, das daher auch Ehrenberg nun ergriff. Leider sind dem Verfasser dieses Berichtes wenig Zeugnisse über die einzelnen Schritte auf seiner akademischen Bahn zugänglich geworden. Auch hat er Ehrenberg selbst darüber seltner sprechen hören, als über frühere und spätere Zeiten. Immerhin scheint so viel unzweifelhaft, dass er die Hörsäle mit dem brennenden Durst besuchte, die Quelle des lebendigen Daseins selbst kennen zu lernen. Da fand er sich denn vielfach getäuscht. Einzelnen Lehrern, wie dem Naturhistoriker Schwägerchen und dem Anatomen Rosenmüller, hat er sich vorzugsweise angeschlossen, wie die besonders jenem später noch oft ausgedrückte warme Dankbarkeit erweist. Im Ganzen aber scheint ihn die Flachheit der wissenschaftlichen Beweisführung für einige der wichtigsten damals noch herrschenden naturwissenschaftlichen Theoreme und die Ungründlichkeit ihrer Verfechter mannigfach verstimmt zu haben. Er scheute selbst keine Mühe, sich zu den Grenzen des Naturwissens hin zu drängen. Sogar bis in die Laboratorien der Homöopathen damaliger Schule verfolgte er dieselben.

Wie Wenige sehnte er sich „nach des Lebens Bächen, ja nach des Lebens Quellen hin.“ Um so schmerzlicher sah er sich also enttäuscht. Er lehnte sich um so enger und wärmer an die wenigen Forscher von hervorragender Bedeutung, und suchte sich durch einen engeren Freundschaftsverkehr mit jüngeren Studiengenossen zu entschädigen. Besonders E. H. Weber, der Anatom, war es, der ihn, wie er selbst ausgesprochen, zum Studium der Naturwissenschaften hinübergezogen hat. Dann waren es die Botaniker Kunze, Kaulfuss, Reichenbach, ferner Radius (später in Königsberg Professor der Medizin), die zu seinem Kreis gehörten, und endlich Thienemann, mit dem er lange befreundet blieb. Wie nahe ihn zumal die gemeinsame Lust am Sammeln und Forschen mit Kunze brachte, zeigt beider Freunde dauernder Briefwechsel.

Im Herbst 1816 durchwanderte er zuerst über Karlsbad, Eger und Hof das Fichtelgebirge, mit besonderem Eifer nach Kryptogamen forschend, doch auch Thiere sammelnd und die geognostischen Verhältnisse beachtend. Ueber jeden ihm neuen Fund drückt er die helle Freude aus. So gelangte er nach Berlin, dem Ziele seiner Wünsche, schon vom klarsten Streben erfüllt, alsbald auch durch eigene Arbeit die letzten Grenzen der organischen Welt an irgend einem Punkt zu erreichen, und wenigstens irgendwo zu erschauen „alle Wirkenskraft und Samen“.

Der Erfüllung seiner Militär-Verpflichtung, der er sich hier zu entledigen gedachte, ward er erst zeitweis, später durch seine Promotion gänzlich enthoben. In Berlin fand er bald den ihm zusagenden Kreis zum Lernen, Geniessen und Schaffen. Aeltere Männer, wie Lichtenstein, Rudolphi, Link, Klug als Lehrer und Gönner, v. Schlechtendal und v. Chamisso, Eisenhardt und Andre als strebsame junge Altersgenossen, unter denen ihm wohl ward. Bald war er jenen lieb geworden, diesen in naher Freundschaft verbunden, und bewegte sich erfrischt und froh in einer, seiner Lust günstigen Geistesströmung. Auch den geistvollen Philosophen und Forscher Nees v. Esenbeck lernte er kennen und blieb ihm lange anhänglich und zugethan, bis jener endlich allzu abweichende Wege ging. Mit welchem Genuss er hier die reichen Schätze der Museen und des botanischen Gartens durchkostete und sich überall dabei nützlich und beliebt machte, geht aus seinen Briefen an den Freund Kunze hervor[1]).

Einige der genannten Männer hatten das nicht geringe Verdienst, auch auf deutschem Boden, statt der bloss systematischen Behandlung der Naturkörper, dem inneren Bau derselben mit Hülfe des Mikroskopes wieder neues Interesse gewonnen zu haben, nachdem der übergrosse Einfluss Linné's und seiner Methode die grössere Zahl der deutschen Botaniker bis dahin vorzugsweise beherrscht hatte. Seit jenem ersten grossen Triumvirat, Malpighi, Grew und Leeuwenhoek, das an der Scheide des 17. und 18. Jahrhunderts die mikroskopische Naturerkenntniss wissenchaftlich begründet hatte, waren im Laufe des 18. Jahrhunderts, ausser einigen Curiositäten, kaum wesentliche Zuthaten zu den Ergebnissen der grossen Beobachtungen jener Männer hinzugefügt. Um den Anfang des laufenden Jahrhunderts waren durch Dutrochet, Mirbel und Andere, wiederum ausser Deutschlands Grenzen, neue ernsthafte Studien in der feinen Anatomie der organischen Naturkörper begonnen. Und auch die rein physiologischen Studien blieben noch in der Hand französischer, schweizerischer und einiger anderer nicht deutscher Forscher. Solche hatten, wie z. B. besonders Saussure und Knight, der genannte Dutrochet und Andere, die schon im vorigen Jahrhundert auf gleichem

1) Mit wahrhaft kindlichem Entzücken schildert er einmal demselben den Inhalt einer Sendung vom Capland, die er enthüllen geholfen hatte, und deren fremdartige Formen ihn in das naive Staunen versetzten, dessen sich leider viele der heutigen Männer der Wissenschaft zu schämen für nöthig halten.

Gebiete gewonnene Kenntnisse zumal von den Vorgängen des Pflanzenlebens erheblich erweitert. Nun wurde in den ersten Jahren dieses Jahrhunderts die Botanik auch von einer Dreizahl deutscher Forscher wieder als des Mikroskops bedürftige Wissenschaft behandelt. Link, Rudolphi und Treviranus traten mit ihren bekannten Beobachtungen hervor. Die zwei ersten derselben fand also Ehrenberg nun in Berlin und durfte ihnen näher treten. Es ist keine Frage, dass diese einen grossen Einfluss auf die Richtung seiner ersten Arbeiten gewannen, um so mehr, als derselbe mit dem ihm eigenen Triebe übereinkam.

Und so begann er nun das eigne wissenschaftliche Tagewerk mit Muth und Ausdauer. Ohne Mittel zunächst weitere Reisen zu machen, war er doch im Stande, vermöge seiner nicht gewöhnlichen körperlichen Rüstigkeit die um so genauere Durchforschung des näheren Gebietes auszuführen. Dem zwar kleinen aber robust gebauten Manne, der auf seinem Ferien-Wege zwischen der Heimath und Berlin, wie er gern erzählte, selbst der Personenpost kaum einen Vorsprung zu gewinnen gestattete, war selbstverständlich kein Wald, kein Teich, kein Sumpf in der damals noch üppig bewachsenen Umgegend Berlins zu weit, um ihn zu erreichen und zu durchforschen. Aber selbst seine Studien-Wege durch die Stadt boten ihm nicht geringe Ausbeute. Und er fasste die Aufgabe zunächst sehr glücklich da an, wo die zu klärenden Erscheinungen noch am meisten vernachlässigt, und daher vom tiefsten Schatten der Unkenntniss und des wissenschaftlichen Aberglaubens verhüllt lagen. Von Anbeginn, wie schon gesagt, allen unbestimmt mystischen Vorstellungen über manche dem natürlichen Gesetz unterworfene Vorgänge von ganzem Herzen abgeneigt, hatte er schon zeitig den Verfechtern der sogenannten Generatio aequivoca, der Lehre von der beliebigen Selbstbildung lebender Geschöpfe in natürlichem Schlamm oder in künstlichen Infusionen den

Fehdehandschuh hingeworfen. Er fasste nun die Gegner sofort in einer ihrer schwächsten Stellungen uud vertrieb sie daraus. Es war das Gebiet der Pilze. Kaum nach Berlin gekommen, hatte er begonnen, grade diesem, nicht unbedeutenden Theil der Flora der Wälder und Gebüsche in der Umgegend seine Forschung zuzuwenden, wie er das schon unterwegs gethan hatte. Eine Anzahl neuer Arten derselben machte er als Erstlingsarbeit, noch ehe er seine Studien vollendet hatte, (1818) in den Jahrbüchern für Botanik bekannt. Andere Mittheilungen sandte er an Kunze und Reichenbach in Leipzig für deren Veröffentlichungen. Er fand bei genauerem Studium dieser Gewächse eine Menge neuer Arten, und konnte zu seiner Promotionsschrift (im November 1818) schon neben vielen für die Gegend noch unbekannten, über 60 ganz neue Arten zusammenstellen und charakterisiren. In dieser ersten Jugend-Abhandlung stellte er nicht allein die Beständigkeit vieler dieser Gewächse ins Licht, sondern zeigte, dass sie ebenso wie die höheren Organismen aus Samen erwüchsen und Zeugung übten und einen und denselben Formenkreis mit Beständigkeit wiederholten. Behauptete er noch nicht geradezu die Unmöglichkeit, dass Pilze aus anderen organischen Stoffen entstünden, so hatte er doch die Wirklichkeit des Gegentheils von vielen erwiesen. Und gerade für die Pilze glaubte man vielfach von solchem Verfahren ihrerseits absehen und sie aus allerlei Moderstoffen sich selbst erzeugen lassen zu dürfen. Und so ward diese erste wissenschaftliche That Ehrenbergs schon von grosser Bedeutsamkeit. Wie er dabei die Systematik und die Frage nach der Bedeutung des Artbegriffs in dieser so schwierigen Klasse leicht und sicher handhabt, zeugt dafür, wie sehr er sich dieselben unterthan zu machen gewusst hatte. Aber noch mehr. Bei diesen Forschungen war ihm ein ganz besonders wichtiger und neuer Fund in die Hände gefallen und von ihm mit einer für damalige Zeit zu bewundernden Umsicht in seiner Fortentwicklung beobachtet und gedeutet. Die erst nach seiner Dissertation erscheinende Sonderbearbeitung[1]) dieses Falles überlieferte den wissenschaftlichen Zeitgenossen eine Entdeckung ersten Ranges. Ein merkwürdiger Schimmelpilz, den er desshalb *Syzygites* genannt hat, zeigte eine bis dahin nur in der Conferven-Welt sichtbar gewordene Weise der Samenbildung, die Copulation. Ehrenberg erkannnte den Vorgang in seiner ganzen Bedeutung, verstand die Algen-ähnliche Natur des Pflänzchens und entdeckte noch überdies eine sichtbare Strömung ihres bildsamen Saftes in ihren Schlauchzellen, den er auch bei einem Paar anderen Schimmelpilzen fand. Die Fortentwicklung dieser Entdeckung wurde durch Andre erst viele Jahrzehnte später möglich gemacht. In seiner dann folgenden „de mycetogenesi epistola“[2]) und in einer Abhandlung über die Pilzgattung Pilobolus[3]) fügte er noch einige fernere ähnliche werthvolle Beobachtungen hinzu.

Hierin zeigte sich Ehrenbergs glückliche Begabung sofort zu erkennen, wo Schätze seltener Art zu graben seien, denn nicht bloss dem Zufall verdankte er solche Funde. Vielmehr leitete ihn offenbar dabei eine auf gelungene Combination einzelner Thatsachen begründete speculative Vorannahme des zu Findenden. Und das Glück, womit er seine ersten und liebsten Hypothesen sich sofort und immer weiter bestätigen sah, verlieh ihm wiederum bald eine Zuversicht in die eigne Kraft, die nun seine Leistungsfähigkeit nicht wenig steigerte. Und in diesem Umstand mag man zugleich die Erklärung dafür finden, wenn er hin und wieder in später folgenden Abhandlungen zuweilen die glücklichen Ergebnisse der eignen Arbeit gegenüber den weniger gelungenen Leistungen andrer Mitbebauer dessel-

1) Syzygites megalocarpus, Sitzungsbericht der Ges. naturforsch. Freunde, Berlin 1819.

2) Nov. act. nat. cur. cet. 1821.

3) Schmidt und Kunze, Mycologische Hefte 1823.

ben Feldes wiederholt betonte. Es war die Freude am Gelingen, das von Tag zu Tag ihn neue Früchte pflücken liess, welches ihn dazu veranlasste. Eitelkeit blieb seinem Gemüthe stets fern.

So gewann Ehrenberg alsbald das Vertrauen aller, denen er beruflich oder gesellig näher trat. Die älteren Naturforscher hatten ihn zu ihrem Mitarbeiter an einer Gratulations-Schrift für den damaligen Minister Altenstein gewählt, welche Nees von Esenbeck mit Hülfe seiner Freunde, wie es scheint aus Anlass mancher bei seinem Berliner Aufenthalt von jenem erfahrenen Freundlichkeiten herausgab[1]). Und die zwei Arbeiten, welche er in so guter Gesellschaft der Oeffentlichkeit übergab, bringen alsbald eine zweite, kaum minder bedeutsame Entdeckung, welche ihn als seinen älteren Mitarbeitern in der Sammelschrift mindestens ebenbürtigen und gewachsenen Genossen kennzeichnet. Freund Chamisso hatte Ehrenberg die auf seiner Reise um die Welt gesammelten Pilze dazu zur Bearbeitung überwiesen. Ausser diesen war es aber besonders das Exemplar einer von demselben von St. Catharina an der Küste Brasiliens mitgebrachten Flechte, welche er unter dem Namen *Coenogonium* nach genauerer mikroskopischer Untersuchung beschrieb. An dieser Pflanze nahm er nicht nur wahr, dass die aus verschiedenen Sporen stammenden Keimschläuche zu einer gemeinsamen Verflechtung sich zusammenfänden, sondern, er sah zuerst hier die eigenthümliche Verschlingung derselben, durch welche der Anfang eines Apotheciums begründet wird. Er deutet sie richtig als einen elementaren Zeugungsvorgang, und hatte somit ausser jener Copulation auch den Anfang des jetzt von vielen *Ascomyaten* bekannt gewordenen Zeugungsverfahrens aufgefunden. Letztes hat wieder mehrfach von Neuem entdeckt werden müssen;

1) Horae physicae Berolinenses, auct.: Nees ab Esenbeck, Link, Rudolphi, Klug, Otto, Hornschuch, a Schlechtendal, Ehrenberg, a Chamisso.

demnach hat Ehrenberg den einen sexuellen Act der Pilze vollständig, den andern in seinem Beginne und in seiner Bedeutung erkannt, weit vor jeder folgenden derartigen Beobachtung[1]).

Es war mithin, wie schon eingangs bemerkt, das Gebiet der Botanik, auf welchem Ehrenberg zuerst forschend zu arbeiten begonnen und die ersten Siege erfocht. Viele der heutigen Botaniker erinnern sich dessen kaum noch oder haben es nie erfahren.

Diese und einige verwandte kleinere Arbeiten tragen das letzte Ziel seines Strebens deutlich auf der Stirne. In den Thesen zu seiner Promotionsschrift (Silvae mycologicae Berolinenses) zeigt sich dasselbe, wie in mancherlei Be-

1) Es sind dem Verfasser noch nach Beendigung dieser Schrift eine Anzahl Briefe Ehrenbergs an Nees von Esenbeck zu Gesicht gekommen, in denen alle diese an Pilzen und Flechten gemachten Beobachtungen sehr eingehend und im Zusammenhang wiederholt besprochen werden. Ehrenberg schildert darin seine vielfachen Beobachtungen des Keimens der Pilz-Sporen, ihrer Keimschläuche und die bei denselben auftretenden, der Copulation ähnlichen Erscheinungen. Er sieht in diesen eine Analogie mit der geschlechtlichen Copulation der Algen („coitus fibrarum ad fructum parandum"). Er beobachtet dann wiederholt an verschiedenen Arten höherer Pilze, dass die Keimschläuche vieler Sporen zusammen treten müssen, um einen der grösseren Pilze (Fruchtkörper) zur Gestaltung zu bringen. Er schlägt vor, desshalb diese von den vereinzelt bleibenden Schimmelpilzen systematisch zu trennen. Er kommt durch solche Beobachtungen zu dem Versuch, aus einem Gemenge keimender Sporen verschiedener Pilz-Arten Mischformen zu erziehen, welcher zwar misslang, aber zur Wiederholuug im Auge behalten wird. Endlich aber spricht er die Ueberzeugung der Formbeständigkeit auch dieser Wesen für die Jetztzeit entschieden aus. Dabei entfallen viele interessante Nebenbeobachtungen, z. B. dass die Rhizomorphen Producte des Halbdunkels, die sogenannten Byssus solche des Druckes und jene überdies die Anfänge von Xylarien seien u. s. w. Es würde ein vollständiger Abdruck dieser Briefe für die Geschichte der Botanik von Wichtigkeit sein.

merkungen sonst, als cin klares und bewusstes. Seltsam genug aber verräth der so vorbedeutungsvolle Sinnspruch. den er dieser Schrift voranschrieb, eine Hindeutung auf seine spätere Haupt-Thätigkeit, wie er sie sich damals noch keineswegs als Haupt-Lebensaufgabe vorstellte. In unbewusster Vorahnung schreibt er nieder, was jetzt als seiner ganzen späteren Arbeiten Losungswort erscheint:

„Der Welten Kleines auch ist wunderbar und gross,
Und aus dem Kleinen bauen sich die Welten.“

Und ebenso spricht sich der eigenthümliche Reiz, der ihn schon damals ans Mikroskop trieb, um „in der Richtung des kleinsten Raumes“ die Grenzen der organischen Natur aufzuspüren, in dem Schluss-Distichon der Motto-Strophe aus, welche an der Spitze der Abhandlung über die Chamissonischen Pilze steht:

„Non oculis multum, multum dant parvula cordi,
His aliquid forma, sentio, majus inest.“

Während Ehrenberg so, wie ein muthiger junger Streiter, mit sicherer Hand die ersten wissenschaftlichen Lorbeeren brach, vernachlässigte er durchaus nicht, eine feste Grundlage für seine weitere Lebensbahn zu gewinnen. Die medicinischen Studien wurden sorgsam vollendet, und sein später so oft bewunderter Scharfblick zeigte sich ebenso bei der Prüfung in der Diagnose am Krankenbette. Er ahnte freilich noch nicht, wie sehr ihm auch diese Begabung bald zu Statten kommen sollte. Kaum dem Studententhum entwachsen, durfte er sich schon der ersten zeitigenden Früchte seines Jugendfleisses erfreuen. Schon hatte sein Name einen wissenschaftlichen Klang.

Nahe Freundschaft hatte ihn mit dem Studiengenossen Hemprich, aus Glatz, verbunden. Beide junge Doctoren lebten, sich gegenseitig geistig anregend und ergänzend, in enger Arbeitsgenossenschaft. Es bildete sich zwischen ihnen immer deutlicher ein weiter gehender gemeinschaftlicher Lebensplan heraus. Sie wollten sich zu irgend einer grössern Forschungsreise zusammen vorbereiten. Das natur- und wunderreiche Inselland Madagaskar lenkte vor Allem ihre Forschungsbegierde auf sich. In gemeinsamer Mahnung arbeiteten sie darauf hin, während Hemprich eine Lehrerstelle am Kadettenhause übernommen hatte. Da trat an Ehrenberg die Forderung heran, den zu botanischer Excursion nach Italien beurlaubten Professor Schweigger während seiner Abwesenheit auf dem Königsberger Lehrstuhl zu vertreten. Ja es knüpfte sich die verlockende Aussicht daran, wenn jener, wie man merkwürdiger Weise fast vorauszusehen schien, von der damals gefährlichen Fahrt nicht zurückkehren sollte, diese Professur dauernd zu erhalten. Eine andere Aussicht eröffnete sich ihm fast gleichzeitig, nämlich als Schiffsarzt in holländischen Diensten nach Ostindien zu gehen. Er beschloss endlich dem Rufe nach Königsberg zu folgen, während Hemprich inzwischen in Berlin seiner Lehrthätigkeit weiter obliegen sollte, so dass sie die Ausführung ihres ursprünglichen gemeinschaftlichen Planes nur um etwa ein Jahr vertagten.

Allein es sollte auch dazu nicht erst kommen, und der Wunsch der Freunde noch schnellere Erfüllung finden. Der preussische General von Minutoli beschloss eine archäologische Reise nach den Nilländern, und schlug der Berliner Akademie der Wissenschaften vor, ihm auch einen jungen Naturforscher zu seiner andern Geleitschaft von Gelehrten, Künstlern und sonstigen Gehülfen mitzugeben. Die Akademie ging darauf ein und bewilligte die Mittel zur Ausrüstung für den ersten Theil der Reise, wozu die Regierung später die Kosten der Fortsetzung gewährte. Man berücksichtigte den Wunsch der Freunde Ehrenberg und Hemprich zu einer gemeinschaftlichen Erforschungsreise, indem man sie auf Al. v. Humboldts besondere Empfehlung beide dazu vorschlug. Ehrenberg löste seine Verpflichtungen für Königsberg, indem er seinen Freund Eisenhardt für sich eintreten liess, und beide Freunde schwelgten im

Vorgefühl der Thaten, für deren Ausführung und Gelingen ihnen ihre Jugendkraft Gewähr zu leisten schien. Schon die Ausrüstung zur Reise und alles was aus Ehrenbergs Notizen und Correspondenzen über seine Pläne verlautet, lassen die seltene Umsicht erkennen, mit der sie ihre Aufgabe fassten und deren Lösung vorzubereiten und so sehr als möglich sicher zu stellen wussten. Von Anbeginn weist Ehrenberg ein Streben nach Erforschung geographischer Novitäten ab. Die vorliegenden Ergebnisse früherer Reisen zeigten deutlich genug, wie unbedeutend die Resultate derjenigen Forscher für die tiefere Erkenntniss der Naturkörper und ihrer Vergesellschaftung geblieben waren, die nur weithin durch die Länder geschweift waren, um Neues zu finden. Ehrenberg und Hemprich wussten den Werth des Sammelns zahlreicher Objecte sehr wohl zu schätzen. Aber sie erkannten, wie nutzlos das blosse Sammeln zerstreuter Einzelheiten ohne Beobachtungen an Ort und Stelle sei. Und nichts konnte noch später Ehrenberg mehr kränken, als wenn man das Sammeln für die Museen als Hauptzweck seiner Reise hinstellte, wie dies aus einem nachmaligen Brief an Humboldt über die Aeusserung eines Collegen deutlich hervorgeht. Vielmehr machten sie ihren Reiseplan und richteten ihre Ausrüstung so her, dass sie Schritt für Schritt wirklich fertige Resultate zu ernten vermochten. Instrumente und Präparirmittel jeglicher Art wurden mitgenommen und vor allen das Mikroskop nicht vergessen. Denn Ehrenberg hatte sich besonders vorgenommen, die begonnenen Forschungen in's Kleinste und Feinste hinein auch unter wärmeren Himmelsstrichen fortzusetzen, und zu sehen, ob es ihm dort glücke, den Uranfang der Lebensformen aus dem Gestaltlosen her zu finden, oder aber, dass dies nirgends geschähe, weiter zu erweisen. Mit welcher Ausdauer die Reisenden dies Vorhaben verfolgt haben, wird ein kurzer Blick auf ihre so zahlreichen Hindernissen ausgesetzten und von so vielem Unglück durchkreuzten Fahrten lehren.

Nach bester Vorbereitung in Berlin und auch noch in Wien schifften sich die Freunde in Triest ein, bevor der Führer der Expedition, Minutoli, der noch schnell eine neue Ehe zu schliessen hatte, ganz mit diesem und zu jenem Geschäft fertig war. Eine kleine Landung und ein kurzer Spaziergang auf der dalmatischen Küste gab unseren erwartungsvollen Naturforschern den ersten Vorgeschmack südlicher Fruchtbarkeit. Schon der Eseltreiber, der einen mit Myrthenholz beladenen Esel mit einem Lorbeerstecken antrieb, machte keinen geringen Eindruck auf die nordischen Botaniker. Dann umschifften sie Ithaka und Odysseische Empfindungen steigerten ihre jugendlichen Hoffnungen zu poetischer Begeisterung, welcher Ehrenberg hin und wieder so gern in einigen jener anmuthigen Verse, in deren Abfassung er Meister war, Ausdruck lieh. Bald freilich, so hatte es das Verhängniss beschlossen, sollten sie zu kälter empfindenden und überlegenden Männern erzogen werden. Kalt aber wurde dennoch Ehrenbergs Empfindung nie.

In Alexandria gelandet, im September 1820, erwarteten sie den General Minutoli, und die Gesellschaft sammelte sich zum ersten Zuge durch die libysche Wüste nach der Cyrenaika und zum Besuch der Ammons-Oase, zu deren Ausführbarkeit die diplomatischen Hülfsmittel bereit schienen. Hier zuerst empfing Ehrenberg die grossen Eindrücke der Wüsten-Natur. In einsamer Nachtwache verarbeitete er in sich die Gewalt derselben, und gab sie später in einer besonderen Schilderung als erste und ernste Scene dieses wechselvollen Dramas wieder [1]). Während aber die Reisenden bei den nur spärlichen Funden in der Wüste sich sehr nach dem Ziele dieses so beschwerlichen ersten Marsches sehnten, trat ihnen auch schon ein erstes Hemmniss entgegen. Zunächst erwies sich der Beduinenführer, obschon fürstlichen Ranges, unfähig, seine verschiedenen Stämmen

1) Abhandlungen der Berliner Akademie 1827.

entsprossenen ungefügen Reiter in Ordnung zu halten. Dann machten politische Missstände der Karawane den Eintritt in Tripolis unmöglich. Schliesslich verlor Minutoli die Geduld und die sich mehrenden Zerwürfnisse mit der treulosen arabischen Bedeckungsmannschaft führten zunächst zu einer Spaltung der Reisegesellschaft und darauf zu ergebnissloser Rückkehr beider Theile nach Alexandria. Minutoli zog zuerst über die Ammons-Oase (Siwah) zurück, während die Anderen noch vergeblich der Einzugserlaubniss harrten, und sich dann auch nach dieser ersehnten Oase wendeten, deren Lage und Identität mit dem Ammonium hierdurch erst wieder wissenschaftlich festgestellt wurde. Doch ward ihnen von der misstrauischen Besatzung keine eingehendere Untersuchung gestattet. So kehrten auch sie nach Alexandrien zurück. Die hierbei eingetretene Trennung der Naturforscher und der meisten anderen Begleiter vom Haupte der Gesellschaft ging in dauernde Scheidung der Expedition über, und jene setzten laut vorher schon erwirkter Vollmacht ihre Reise seitdem selbstständig fort.

Aber Gefahr und Unheil begannen schon ihre Kräfte von Neuem auf harte Probe zu stellen. In Alexandrien war die Pest ausgebrochen. Die Reisenden mussten trotz dessen in einem Hause, das neben ihnen Pestkranke aufnahm, Unterkommen suchen. Einer ihrer Gefährten, Professor Liman, das künstlerische Mitglied der Reisegesellschaft, war schon unterwegs schwer am Fieber erkrankt, und starb im französischen Consulat, wo er humane Aufnahme gefunden hatte. Inzwischen war der techniche Gehülfe der Naturforscher, Söllner, ebenfalls am Fieber erkrankt, und die Reisenden suchten ihn durch schnelle Entfernung aus dem Pesthause und durch beschleunigte Abreise nach Kairo zu retten. Aber obwohl Niemand von jener schrecklichen Seuche selbst ergriffen wurde, so erlag doch auch dieser den Beschwerden der Reise und des nicht gewohnten Klimas, und die Gesellschaft hatte so schon im Anfang zwei schmerzliche Verluste zu beklagen.

Um so mehr strebten Ehrenberg und Hemprich vorwärts und begannen im März 1821 die zweite Fahrt, nach Fajum. Sie gelangten aber zunächst nur bis zur Pyramide von Sakhara, wo Ehrenberg am Typhus erkrankte und nur durch Hemprichs treue Pflege gerettet wurde. Erst Ende Juli konnten sie weiter den Nil hinauf gehen, verloren aber alsbald auch ihren neu geworbenen Gehülfen durch den Tod. Durch reiche Beute, besonders an Insecten, belohnt, und von Hause mit frischen Geldmitteln versorgt, zogen sie jedoch im August wieder ermuthigt weiter bis in die berühmte Gegend von Embukol zwischen Sennar, Cordofan und Dongola. Hier machte sich eine Trennung nöthig, und Hemprich brachte die Sammlungen nach Alexandrien zurück, während Ehrenberg in der nubischen Provinz Dongola blieb, deren ägyptischer Statthalter, Pascha Abdim Bey, in gleichnamiger Hauptstadt sein militärisches Commando führte. Dieser Mann war berufen, wiederholt eine hervorragende Rolle in den wichtigsten Scenen dieses Reise-Dramas zu spielen. Aus der orientalischen Gastfreundschaft, die derselbe den in Dongola Halt machenden Reisenden, und zumal dem länger weilenden Ehrenberg in freigebigster Weise gewährte, entspann sich ein wahrhaft freundschaftliches Verhältniss, das letzterem wiederholt die besten Früchte trug, ja ihm sogar das Leben rettete. Ehrenberg hatte dem Pascha bald nach seiner Ankunft [1]) den Plan zu einer Befestigung des am Nil gelegenen Ortes entwerfen und Anleitung zu dessen Ausführung

[1]) „Wer von uns beiden muss diese Festung bauen, Du, der Du mir sagst, dass Du mehrere gute Festungen gesehen hast, oder ich, der ich nur eine gesehen habe, welche schlecht ist, wie ihr Franken sagt?“ Mit dieser Frage hatte der energische Pascha die Weigerung Ehrenbergs, den Bau anzugeben, da er ja nur Arzt und nicht Soldat noch Architekt sei, treffend niederzuschlagen gewusst.

geben müssen. Der Pascha war dadurch schon mit Vertrauen erfüllt, aber er lernte täglich neue, nützliche und interessante Dinge von dem gelehrten und heilkundigen jungen Europäer, und fühlte sich ihm täglich mehr verpflichtet. Häufig besuchte er ihn in seinem Zelte, liess sich seine Sammlungen zeigen, und sah seinen Arbeiten zu. Als Ehrenberg unter dem Mikroskop die Wässer des Ortes auf Infusorien untersuchte, begehrte er diese auch zu schauen, war aber sehr erzürnt, als ihm dies gelungen war, da er nun als Rechtgläubiger ein Wasser nicht mehr trinken dürfe, das Lebendiges berge. Kaum gelang es Ehrenberg ihn zu trösten, indem er ihn lehrte, das Leben aus dem Wasser durch Zusatz von alkoholischen Flüssigkeiten zu beseitigen. So gestaltete sich zwischen ihm und dem Kriegsmanne ein immer vertraulicherer Verkehr, doch war es vor Allem wohl die Sympathie beider Charaktere, welche die sonst so verschiedenen Männer an einander fesselte. Mit allen erdenklichen Hülfsmitteln aufs Freigebigste von Abdim Bey ausgestattet, vermochten die beiden Reisenden dieses Gebiet des Nillandes besonders ergebnissreich zu durchstreifen und trennten sich wiederholt von einander, um ihre Forschungen noch ausgiebiger zu machen. Endlich gerieth Ehrenberg durch ungewöhnlich hohe Ueberfluthung seines Lagerplatzes in erhebliche Drangsal. Missverständnisse mit den Bewohnern, ein Aufstand in der Provinz gesellten sich zu Erkrankungen in der Reisegesellschaft. Zuletzt lag er selber auf den Tod darnieder, fast von jeder Hülfe fern und nur der durch einen durchwandernden Derwisch dem Freund Pascha überbrachte Hülferuf wendete das sonst sichere Verderben von ihm ab. Abdim Bey aber schickte ein Boot mit schärfster Strafandrohung für dessen Führer für den Fall, dass er Ehrenberg nicht in kürzester Frist glücklich nach Dongola brächte. So lief diese Forschungsreise ziemlich glücklich ab, und lieferte ausserordentliche und unerwartete Schätze.

Je eifriger aber die Reisenden ihren Plan auszuführen suchten, und mit je grösserer Aufopferung sie sich unendlichen Mühseligkeiten unterwarfen, desto weniger schien ihnen das Glück hold, desto mehr unverhoffte Hindernisse stellten sich ihnen entgegen. Wiederholt erwuchsen ihnen Säumnisse durch Ausbleiben von Instructionen und Geldmitteln seitens der heimischen Regierung. Schon hatte Ehrenberg von Hemprich die Nachricht erhalten, dass er in Alexandrien statt neuer Subsidien vielmehr Rückzugs-Ordre vorgefunden habe. Nach so viel Krankheit, Noth und Verlust noch zweier Gefährten endlich wieder vereinigt, sahen sie sich entmuthigt und durch das Gefühl, dass man ihnen misstraue, niedergedrückt. Selbst durch directe officielle Vorwürfe darüber, dass sie aus Wildniss und Wüsten nicht genügend reglementsmässige Rechnungsabschlüsse einsendeten, verdrossen, waren sie im Frühjahr 1823 im Begriff, die Reise abzubrechen und kaum halbverrichteter Sache heimzukehren. Freilich fanden viele dieser Missverständnisse später durch die Entdeckung frevelhafter Unterschleife eines preussischen Consuls ihre Aufklärung, doch steckten zur selben Zeit, wo ihr Ruhm durch die Zeitungen des Vaterlandes verbreitet wurde, die scheinbar von dort aus ihrem Schicksal preisgegebenen Forscher in hoffnungslosester Verlegenheit. Nicht wenig trug wiederum dann ein andrer Mann, dessen Vertrauen sie gewonnen hatten, zur Ermöglichung ihres Ausharrens bei. Es war der östreichische Consul Champion in Kairo, dessen Namen für seine humane Unterstützung dieser Diener der Wissenschaft mit dem Ehrenbergs in gutem Andenken bewahrt bleiben mag. Von diesem wohlberathen und mit Mitteln versehen, gelang es, neue Pläne auszuführen, während dann endlich auch wieder ein Theil der lang ersehnten Nachrichten und Hülfsmittel aus Berlin eintraf.

So hatten beide Freunde beschlossen, zunächst in Erwartung noch fernerer und zu grösserer Fahrt ausreichender Summen eine kürzere ins Sinai-Land zu unternehmen, und von Tor am Rothen Meer aus sowohl die arabische Küstenlandschaft als den Gebirgsstock selbst zu durchforschen. Erst erstieg Hemprich, dann Ehrenberg mit wenigem Geleit den altehrwürdigen Berg. Im alten Kloster freundlich aufgenommen, und in seinen Bestrebungen gefördert, erregte jedoch Ehrenberg das Missfallen des Oberen, da er die alten Inschriften und Denkmäler daselbst besser verstand, als dieser. Er sammelte dann die überaus reichen Pflanzenschätze des Gebirges und die dagegen ärmliche Fauna, erkundete seine geologische Structur und seine sagenhaft historischen Reste und kehrte mit reichen Ergebnissen zurück.

Hier in Tor war es, wo Ehrenberg seine umfangreichen Beobachtungen an lebendigen Korallenstöcken ausführte. Er weilte hier, indessen Hemprich nach etwa vier Monaten mit den Sammlungen und um die Geschäfte zu ordnen nach Alexandrien zurückging. Dort fand derselbe abermals statt des Gewünschten nur Widerwärtigkeiten. Während er hier mit Schwierigkeiten aller Art kämpfte und von Seuchen gefährdet war, litt Ehrenberg noch fünf Monate lang bis zum März 1824 allein in Tor Mangel und Noth. Obgleich sich endlich die Missverständnisse, die alles veranlasst hatten, in erwünschter Weise klärten, so ward doch dadurch eine sofortige weitere Erkundung des Rothen Meeres bis zum Strand Habessiniens hinab verhindert. Die Freunde entschlossen sich daher endlich, die ungünstige Zeit durch eine Fahrt nach Syrien und dem Libanon auszufüllen, wozu weniger Zeit und Geld nöthig war. Sie stiegen über das Gebirge bis zu dessen Schneegipfeln, sie drangen durch das hohle Syrien bis Balbeck und kehrten über Bischerra und abermals über den Libanon uud durch dessen Cedernwald nach Tripoli zurück. Sie hatten auf dem Hinweg den einen, auf dem Rückweg den andern der hohen Gipfel besuchen können. Trotz mancher Hindernisse, — Hemprich wäre fast an dem Biss einer giftigen Schlange zu Grunde gegangen, — gewannen sie eine so genaue Uebersicht dieses Gebirgsstockes, dass sie einer wissenschaftlichen Neuentdeckung glich. Auch die reichen floristischen Schätze zeugen von dem auch auf dieser kurzen aber beschwerlichen Reise aufgewendeten rastlosen Fleiss unserer Forscher und der üppigen Vegetation der dortigen Thäler.

Nach drei Monaten, Anfang August, nach Damiette zurückgekehrt, warteten ihrer schon wieder neue Schwierigkeiten, und fast schien wiederum nur schleunige Rückkehr ins Vaterland rathsam. Dennoch siegte zuletzt wieder Ehrenbergs Beharrlichkeit, der vom unwiderstehlichsten Drange nach vollständigerer Erreichung seines gesteckten Zieles den noch muthloseren Freund, der zur Heimkehr drängte, immer wieder aufmunterte. Auch half ihnen die Freundschaft des Consul Champion wieder aus. So kam endlich nach neueintreffender günstiger Botschaft auch noch die letzte Fahrt gen Süden zu Stande. Im November 1824 brachen sie nach Habessinien auf, um den so sehnlich gehegten Plan auszuführen. Noch einmal war Tor das nächste Ziel, von wo aus die weitere Meerfahrt begann, welche der Wissenschaft in Ehrenbergs ausgezeichneten Schilderungen so reiche Früchte getragen hat. Hier und dort landeten die Reisenden, zunächst für etwas längere Zeit in Djedda, von wo aus eine Excursion nach Mecca die gesuchte Balsampflanze eintrug. An dem Platz-Commandanten von Gumfude glücklich geübte ärztliche Praxis erschloss die Gebirge dortiger Gegend. Mancherlei Küstenplätze und Inseln wurden angelaufen und untersucht, wie die merkwürdige Ketumbul, Dalac und andere, auch ein Paar derselben, wie Farsan, neu entdeckt[1]). Endlich warfen

[1]) Zwei von diesen in Berghaus Zeitschrift beschriebene sind von dieser geographischen Autorität „Ehrenbergs- und Hemprichs-Inseln“ genannt. Da diese Namen später ohne Grund unterdrückt und

sie in dem Hafen des ihnen so verhängnissvollen Massaua Anker. Dieser Jahre lang angestrebte Platz, von wo aus nun das habessinische Hochland durchforscht werden sollte, wurde das Endziel ihrer gemeinschaftlichen Schicksale. Die stets sich häufenden verderblichen Einflüsse des Klimas hatten ein Mitglied der Gesellschaft nach dem andern hingerafft, und nun musste Ehrenberg noch als Letzten den Freund, den Jugend-Genossen seiner idealen Bestrebungen den treuen Gehülfen in Mühsal und Gefahren hingeben. Hemprich erlag dem bösartigen Fieber in den Armen seines Gefährten, der ihm nun auf der Insel Toalul, gegenüber der Grabstätte Forskåls auf der arabischen Küste, sein einsames Grab bereitete. Dann beschloss er, verlassen und niedergedrückt, selbst schwer leidend, die Rückkehr und beschleunigte dieselbe möglichst. Zu Schiffe nach Kosseir zurückgekehrt, zog er, seine kostbaren Sammlungen den Dienern überlassend, meist in heftigem Fieber besinnungslos aufs Kameel gebunden, die Wüstenstrasse bis nach Gineh am Nil. Nun erholte er sich wieder etwas. Aber immer neue Schwierigkeiten, durch seine Krankheit und die Widersetzlichkeit der Barken-Mannschaft veranlasst, liessen ihn Kairo nur mit Mühe erreichen. Dort schickte er sich eilends an, mit Hülfe seines Beschützers Champion die Verpackung und Einschiffung aller der reichen letztgesammelten Schätze ins Werk zu setzen. Dabei hatte er die unerwartete Freude, noch einmal seinen alten Freund Abdim Bey aus Dongola zu sehen, der in Staatsangelegenheiten herabgekommen war. Derselbe brachte in alter Treue noch als Abschiedsgeschenk einen von den Reisenden lange aber vergeblich erstrebten werthvollen Nilpferdkörper mit, und bestimmte denselben auf Ehrenbergs Bitte der dürftigen Mutter des als Opfer gefal-

---

sie nur zusammen Humboldts-Inseln genannt werden, so ist die erste Benennung nach dem Recht der Priorität zu reclamiren.

lenen Hemprich, um deren Kummer und Noth jener ganz besonders bedrückt war, zum Geschenk. Leider wurde dieser edle Gastfreund kurz nachher das Opfer eines Meuchelmordes durch einen unzufriedenen Soldaten. So verliess Ehrenberg als einzig überlebendes Mitglied seiner Reisegesellschaft nach so langem Aufenthalt das räthsel- und wunderreiche Land des Nils, das wie ihn, so noch Manchen vorher und nachher Glück verheissend angelockt und halbbefriedigt scheiden gesehen hatte. Erschöpft und in entmuthigter Stimmung gelangte er mit Schluss des Jahres 1825 nach Triest zurück, wo er zum Ueberfluss noch der Beschwerde einer langen Quarantäne unterworfen wurde. Nach Wien übergesiedelt brach, wie so oft, als Product aller letzterlittenen Trübsale und Anstrengungen, eine schwere Erkrankung bei ihm aus, und raffte ihn fast noch auf der Schwelle der Heimath dahin. Dennoch siegte seine starke Natur. Die überaus theilnahmvolle Aufnahme, die er in Wien fand, Ehrenbezeugungen aller Art trugen dazu bei, ihn ganz wieder anzufrischen, und ihm die Heimkehr zu gestatten.

Mehr als fünf Jahre lang hatte Ehrenberg somit, trotz aller Hindernisse, trotz mancherlei Hin- und Herziehens und nutzlosen Harrens doch eigentlich immer dem gesteckten wissenschaftlichen Ziel nachjagen können. Bloss zu sammeln und Massen thierischer und pflanzlicher Cadaver für Museen und Herbarien heimzuschleppen, um sie später systematisch zu bestimmen und so und so viel neue Species mit seiner Autorschaft der wissenschaftlichen Welt zu übergeben und sich damit am Ruhme eines Weitgereisten genügen zu lassen, war, wie schon gesagt, Ehrenbergs Sache nicht. Was er sich vorgenommen hatte, war schwerer, aber erspriesslicher. Es galt, planmässig die Natur Schritt für Schritt in ihrer Ganzheit zu erkunden. An jedem Halt im Staube der Wüste, im Kampf mit Sturm und Wasserdrang, auf der Wacht gegen feindliche Umgebung suchten die Reisenden aller Orten sofort das Gefundene zu studiren, systematisch zu bestimmen, anatomisch zu zergliedern und alle Dinge in ihrer Wechselbeziehung zu verstehen. Bücher und Instrumente wanderten zu Land und See, auf dem Rücken der Kameele und auf unsicherer Barke mit. Fast alle gesammelten Gegenstände wurden alsbald analysirt und gezeichnet, in welch letztem Geschäft Ehrenberg zumal Meister war. Oefter daher machte der vielfach reisegewandte Hemprich kleinere Seitenausflüge, oder besorgte auch die geschäftlichen Beziehungen mit den Ausgangsplätzen und der fernen Heimath, während Ehrenberg wochen- und monatelang sesshaft im Zelt an einsamer Station mit Skalpell und Mikroskop den immer neuen Erscheinungsformen der organischen Welt genau zu Leibe ging, und mit Pinsel und Stift alsbald das festlegte, was an Form und Farbe bei der Aufbewahrung vergänglich sein musste. Nicht gering waren derartige Mühen, und die Energie, mit der er nach ermüdendem Marsch, oder bei wochenlang währenden Nöthen und Entbehrungen die sorgfältigsten wissenschaftlichen Untersuchungen ausführte, dürfte den Opfermuth und die Hingebung manch tapferen Kriegshelden weit überragen. Die Cadaver erlegter Thiere gaben unter der heissen Sonne des Südens einen Aufschub der Zergliederung nicht zu. Die Polypenthierchen duldeten kaum noch, dass sie von der offnen Brandung in das stillere Strandwasser gebracht wurden, um beobachtet zu werden. Dergleichen Erscheinungen, die der Europäer in seiner kühleren Heimath in Lebensthätigkeit, in der Pracht ihrer Farben und Gestalten, in der Vorrichtung und Wirksamkeit ihrer Organe nie zu sehen bekommen kann, konnten nur dadurch für die Erkenntniss erschlossen werden, dass sie im Sonnenbrand, in sturmbewegtem Zelt, wohl gar draussen auf schwankendem Nachen oder auf der Klippe in der Brandung selbst genau untersucht wurden. Solches hatten sich unsere Forscher zur Aufgabe gestellt, und indem es vorzugsweise Ehrenbergs man möchte fast sagen unbeugsamer Hartnäckigkeit gelang, Wunder der Tapferkeit auf diesem Kampfesfeld auszuführen, so brachte er Schätze des Erfahrens und Wissens in seinem Geiste heim, welchen gegenüber die gesammelten, wenn auch noch so zahlreichen Pflanzen-Fascikel, Häute, Bälge, Skelete u. s. w. nur Kleinigkeiten waren. Von den zahlreichsten vergleichend anatomischen Einzelheiten von Thieren aller Art abgesehen, schafften seine Beobachtungen zuerst Licht über die Natur der Korallenriffe und ihre Polypenthierchen wie über das Vorkommen von Infusorien in fast jedwedem Gewässer.

Eine weit umfassende Uebersicht organischer Gestalten und ihrer der Umgebung angepassten Lebensarbeit hatte er gewonnen. Dennoch waren aber jene erwähnten Sammlungen systematischer Specimina nichts weniger als gering. Verfasser dieses Berichtes kann aus eigner Anschauung aussagen, dass die von Ehrenberg und Hemprich gemachten Sammlungen von keiner andern in ihrer Eigenart übertroffen, wohl kaum von irgend einer erreicht werden. Nicht einzelne Sprosse und Abschnitte, hier und dort im Vorbeigehn aufgelesen und abgerauft und dann in ihrer Gesammtsumme zu gewaltiger Ziffer aufgebauscht, machen das Reise-Herbarium dieser Forscher aus. Vielmehr ist jede Art durch zahlreiche, oft in die Hunderte gehende Individuen vertreten, welche bei kleinen Pflanzen stets aus ganzen Stöcken, bei Holzgewächsen aus stattlichen Zweigen bestehen. So sind über 46,000 Individuen, die gegen 3000 Arten ausmachen, zusammen gebracht. Ebenso sind die Arten der Thiere durch ganze Formenreihen dargestellt, so dass der systematische und morphologische Beobachter nicht zu versuchen braucht, aus kleinen Bruchstückchen unlösbare Räthsel zu errathen, sondern ganz vollständige Entwicklungsreihen zur Feststellung systematischer Abgrenzung vor sich hat. Etwa 34,000 Einzelthiere in über 4000 Arten machen die zoologische Sammlung aus. Alles zusammen füllte 114 Kisten von

20—30 Kubikfuss Inhalt. Solche Ziffern sprechen deutlich genug, wie diese Reisenden die Neben-Aufgabe ihrer Reise zu lösen wussten. Allem Halben und Oberflächlichen von innerster Seele heraus abgeneigt fanden Ehrenberg und sein Freund kein Opfer und keine Mühseligkeit zu gross, um überall Ganzes zu leisten und nur Gediegenes zu liefern.

Dabei konnte es denn wohl nicht fehlen, dass solcher Methode des Untersuchens manches Ergebniss von auserlesenem Werth zufallen musste. Nicht nur, dass es gelang, manche zweifelhafte organische Form, manche Stammart räthselhafter Producte zu entdecken, wie z. B. die das Manna und den Balsam liefernden Gewächse, und viele ganz neue Pflanzen und Thiere aufzufinden. Es waren wesentlich physiologische Thatsachen von hervorragender Bedeutung, welche sich Ehrenbergs selten fehlendem Blick aufthaten. Um nur Einiges von Vielem anzuführen, so fand er bei Gelegenheit der Landung auf einer unscheinbaren Felsen-Insel des rothen Meeres eine neue *Stapelien*-Art und entdeckte in der so auffallend gebauten Blüthe die aus ihren Pollenkörnern entwachsenden Pollenschläuche. Unbekannt mit dieser fast gleichzeitig daheim in Europa an verschiedenen Pflanzen von Robert Brown, Brongniart und Amici gemachten Entdeckung, rettete er weit draussen in der Wildniss als Deutscher neben dem Engländer, dem Franzosen und Italiener den Ruhm seiner Nation. Und so trug sich nun das Wunderbare zu, dass eine solche, so glänzende Erkundung, die den Schlüssel zu zahllosen neuen Ermittlungen auf dem Gebiet des Geschlechtslebens der Organismen wurde, zugleich von Mitgliedern der vier auf dem Pfade der Wissenschaft vorangehenden Völkerstämme ausgeführt wurde, eine Thatsache, die auffallend genug nicht einmal bei Ehrenbergs Landsleuten Beachtung gefunden hat, welche der nationalen Unsitte treu, die drei ausländischen Entdecker verherrlichen und den Deutschen geringachtend ignorirten. Selbst in neuen botanischen Geschichtsbüchern sucht man diese Thatsache vergebens.

Auf zoologischem Gebiet lieferten die unausgesetzt unmittelbar nach Erlegung grösserer Thiere angestellten Sectionen ausser einer Menge werthvoller Skelet-Vergleichungen z. B. ganze Beobachtungsreihen verwandter Gegenstände, wie über die Eingeweide der Fische, die Augen der Insecten, Amphibien, vieler Vögel und anderer Thiere, die Metamorphose der Insecten, dazu eine genaue Zergliederung des elektrischen Organes des Zitterwelses, die erste ihrer Art, da dasselbe nur oberflächlich gekannt war, und mancherlei andere Einzelheiten. Fast alle waren für die Zootomie von grosser Bedeutung.

Für die Erkundung des geognostischen Baues der besuchten Erdstrecken zeugen etwa 300 Gesteins-Arten, Karten, Gebirgs-Profile und andere Darstellungen der beobachteten Formationen. Die Länder- und Völkerkunde wurde ausserdem noch durch viele Winkelmessungen der Halte-Punkte, durch genaue Itinerarien, Verzeichnisse zahlreicher zum Theil noch unbekannter Ankerplätze, Riffe und Inseln an beiden Küsten des Rothen Meeres, durch Feststellung mancher fraglicher, altüberlieferter Puncte, wie z. B. Midian und Elim der Israeliten, durch Erkundung des Landes der Wechabiten von Gumfude aus und allerlei andere Einzelheiten bereichert, und durch Mumien und andere uralte Ueberreste illustrirt. Selbst die Mumie eines Apis-Kopfes hatte Ehrenberg das Glück in einer Pyramide zu finden, und damit die schon stark angezweifelte Ansicht von dem alten Riesengeschlecht der Aegypter und des Königs Chephren vermeintlicher Giganten-Mumie endgültig zu widerlegen. Zahlreiche Temperatur-Beobachtungen endlich geben auch neue klimatologische Aufschlüsse. Das Sinai-Gebiet und der Libanon hatten dazu besonders Neues und

Wissenswerthes beigesteuert. Dieser war so gut wie neu entdeckt.

Ehrenbergs vorgestecktes Reiseziel war somit vollkommen erreicht, ohne dass er sich dessen noch selber in Befriedigung recht bewusst geworden war. Zu sehr lastete auf ihm das gewaltige Verhängniss des zuletzt erlebten härtesten Verlustes. Aber noch mehr des Trüben folgte alsbald. Wie er sich kaum jemals unterwegs recht zufrieden mit seinen Erringschaften gefühlt hatte, vielmehr immer unter allerlei Druck und besonders unter der Besorgniss litt, dass man in der Heimath mit den Leistungen des Forscherpaares unzufrieden sei und ihnen die Vollendung ihres Vorhabens versagen würde, so harrten des Heimkehrenden neue und leider wirklichere Bekümmernisse. Der armen Mutter des Freundes musste er ja nun, statt ihr den Lebenden in die Arme zu führen, dessen Tod melden, den er in nutzloser Selbstplage durch sein Bestehen auf die nochmalige Bereisung des rothen Meeres verschuldet zu haben sich vorwarf. Das Härteste aber war, dass er den eignen Vater, dem er in vielen Briefen die stets rege kindlich treue Anhänglichkeit und das Verlangen nach Heimath und Elternhaus ausgedrückt hatte, nicht wieder umarmen sollte. Der Tod hatte denselben ereilt, während der Sohn schon den europäischen Strand erreicht hatte. Dazu kamen namhafte Verluste, von welchen seine Sammlungen betroffen waren. Die von Triest aus geschickten lebenden Pflanzen hatte ein überaus harter Winterfrost auf dem Gebirge getödtet. Von den früher angekommenen Sammlungen, besonders den zoologischen, waren gegen seinen Wunsch schon zahlreiche Doubletten im Tauschverkehr abgegeben, und er mithin für die systematische Bearbeitung derselben der übersichtlichen und vollständigen Formenreihen beraubt. So wurde dem an sich so tief empfindenden Manne die rechte Freude der Heimkehr zum grossen Theile verkümmert, und bis in sein spätes Alter hat er die Last dieser einzelnen Misserfolge nicht abzuschütteln vermocht. Und doch erfreute sich indessen die wissenschaftliche Welt je länger je mehr der bedeutenden Geschenke, die er ihr darbieten konnte, und deren immer werthvollere er in den folgenden Jahren als geistige Reisefrüchte, je nachdem sie gereift waren, darzureichen im Stande war. Denn der Hauptgewinn, sowohl subjectiv für ihn selbst, als objectiv für die Wissenschaft, lag wie gesagt in der weit umfassenden Uebersicht, welche Ehrenberg über die Verhältnisse des organischen Lebens und als Fundament für seine geistige Fortentwicklung selbst gewonnen hatte. Was er beim Sammeln und alsbaldigen Untersuchen des Gesammelten gelernt hatte, war eben besonders geeignet, seine Anschauung zu befestigen und zu reifen, und ihm immer sicherer den Weg dahin zu weisen, wo er später die werthvollsten Früchte pflücken durfte. Ehrenberg hatte in hervorragender Weise seinen eigenen Arbeitsplan einzuhalten und das gesteckte Ziel trotz tausend Schwierigkeiten zu erkämpfen gewusst. Der Gedanke, der ihn von Jugend auf beherrschte, die scharf abgegrenzte Eigenart alles Lebendigen gegen die leblose Grundlage hin überall aufzuspüren, hatte seine Aufmerksamkeit auch in den unbequemsten Situationen während der Reise stets auch auf das „kleinste Leben" hingelockt. Ergab sich, dass überall, auch die unscheinbarsten Formen der Organismen sich in specifische Formenkreise sonderten, nirgends sich unbestimmte structurlose Molekele belebter Materie, aus denen alles Mögliche werden konnte, finden liessen, so fiel wiederum eine Stütze des organogenetischen Aberglaubens. Wie er schon als junger Forscher die ersten gewaltigen Breschen in die speculativen Anschauungen der Anhänger solcher Irransichten gelegt, so befestigte er seine Siege nun in nicht geringem Maasse. Denn er führte den Nachweis, dass am Nil wie in der Spree, im Rothen wie im Mittelländischen Meer, oder wo es nur Schlamm und Pfützen gab, sich überall nicht nur neue, bestimmt charakterisirte Individuen der kleinsten lebendigen Formenarten fanden [1]), sondern dass diese ihre den heimischen Arten gleichen oder von ihnen abweichender Charaktere sicher erkennen liessen. Jede Thier- oder Pflanzenform behauptete, so klein oder gross sie war, ihren bestimmten, der Umgebung rationell angepassten Entwicklungskreis. Formlose Molekele, unbestimmten Urschlamm, maasslose Uebergänge hatte er überall mit bewusster Gewissenhaftigkeit, aber vergebens gesucht. So betrat Ehrenberg das Vaterland wieder nicht bloss als ein durch herbe Schicksale in sittlicher Beziehung zur Reife gebrachter Charakter, sondern als wohlgerüsteter mit reichen Hülfsmitteln ausgestatteter Vorkämpfer einer wissenschaftlichen Richtung, als bevorzugter Träger eines noch immer ebenso bestrittenen als bedeutungsvollen Theorems.

So leicht man aber diesen geistigen Selbstgewinn jetzt im Rückblick erkennen mag, so wenig vermochte Ehrenberg selbst ihn schon damals genug zu schätzen um seines Erfolges für die Zukunft sicher und froh zu werden. Vielmehr drückte ihn ausser dem Kummer über die erlittenen Verluste und ihre Folgen, besonders, wie erwähnt, die Einbusse an seinen gesammelten Schätzen, und die Besorgniss, wie es nun gelingen werde, dieselben richtig zu verwerthen, und zumal in einer Weise der Gesammtheit nutzbar zu machen, welche der darauf verwendeten unendlichen Mühe entsprach. Nicht wie ein Triumphator von siegreicher Ruhmesbahn, sondern fast wie ein Schiffbrüchiger, der bange ist, irgend wo noch einen Landungsplatz zu finden, war er heimgekehrt.

Zum Glück lächelten ihm hier freundlichere Gestirne. Was er schon in Wien als Vorschmack empfunden hatte, sollte er in seiner geistigen Heimath an der Spree noch

---

1) Seltsamer Weise entdeckte er eine später als bei Berlin einheimisch erkannte Art zuerst in Afrika.

reicher erfahren. Den durch alle Zeitungen gepriesenen Entdecker empfingen nicht nur die wissenschaftlichen Berufsgenossen, sondern alle Gesellschaftskreise, denen er nahe trat, mit wärmster Theilnahme. Seine älteren wissenschaftlichen Freunde, zuvörderst Humboldt, dann Lichtenstein, Link und Andere, nahmen ihn mit Freuden unter sich auf und suchten ihm Muth zu machen. Diese drei nebst Rudolphi und Weiss wurden von der Akademie beauftragt, über die verschiedenen Ergebnisse seiner Reise zu berichten, und Humboldt war es, der als Sprecher den ganzen Werth derselben zu schätzen und ins Licht zu stellen verstand. Dieser schenkte überhaupt nunmehr dem Heimgekehrten, den er schon füher zu fördern gesucht hatte, dauernd die wärmste Theilnahme. Bis zum Hofe hinauf erregte seine Rückkehr bald das grösste Interesse. Selbst vom Könige wurde er an dessen so bürgerlich einfachen Familientisch gezogen, um von seiner Reise zu erzählen. Das kronprinzliche Ehepaar, der geistvolle Friedrich Wilhelm (IV.) und dessen Gemahlin, die gemüthvolle Elisbabeth, wendeten ihm vor Allen lebhafte Theilnahme zu, und er war und blieb ihr oft und gern gesehener Gast[1]).

Hiermit wuchsen denn nun wieder seine Aussichten auf Ausnutzung und geistige Ausarbeitung seiner geretteten Sammlungen, und damit Muth und Selbstvertrauen. Da es ihm gleichzeitig gelungen war, der bedürftigen Mutter seines verstorbenen Freundes Hemprich ausser gewissen materiellen Reise-Ergebnissen, auch eine sonstige Staats-Unterstützung zu verschaffen, so war auch dieses Bekümmerniss — eines seiner tiefsten — gemildert.

---

1) Noch im Jahre 1872 begehrte während eines beiderseitigen Sommeraufenthalts in der Schweiz bei Interlaken die alte kranke Königin den greisen Naturforscher zu sprechen, so dass man beide auf ihren Rollstühlen im Garten zu einander fuhr.

So begann Ehrenberg, wie gesagt, etwas gehobeneren Muthes zu sichten und zu ordnen. Mit Hülfe der Freunde, unter denen Humboldt stets der erste war, wenn es galt für ihn zu sorgen, gelang es, den an sich schon wohlwollenden Minister Altenstein zu veranlassen, eine namhafte Summe flüssig zu machen, mittels der Ehrenberg seine Bearbeitung beginnen sollte. Man stellte Räume zur Verfügung, stellte Zeichner an, und die Arbeit begann in grossem Maassstabe. Aus Ehrenbergs Handzeichnungen nach den lebenden Pflanzen oder frisch erlegten Thieren wurden unter Zuhülfenahme seiner eingehenden Beschreibungen und der präparirten Objecte Bilder in fast verschwenderischer Ausstattung hergerichtet und mit wissenschaftlichem Text fascikelweise ausgegeben. So ging die Sache Jahr und Tag frisch voran, und Ehrenberg hatte nun zunächst doch die dem Naturforscher so selten gewährte Genugthuung, das mühsam erkämpfte Gut in vollendeter Reproduction gleichsam wiederbelebt vor sich zu sehen. Endlich wurde auch seine wissenschaftliche und gesellschaftliche Stellung durch Ernennung zum Professor extraordinarius an der Berliner medicinischen Facultät und in demselben Jahre, 1827, durch Aufnahme in die höchste wissenschaftliche Gesellschaft Berlins, die Akademie, für immer gesichert. Eine Schilderung der Wüsten in ihrem grossen Eindruck auf den der Kultur und der reicheren Natur gewohnten Menschen bildete seinen Antritts-Vortrag in dieser Gesellschaft. Es war die erste der aus der Saat der Reise gereiften Früchte, der bald andere folgten.

Doch war es Ehrenberg nicht bestimmt, Jahrzehnte seiner Jugend- und Manneskraft bloss auf allmähliche Aufarbeitung aller der mitgebrachten Schätze aus Thier- und Pflanzenreich, Art für Art, Merkmal für Merkmal zu verwenden. Der sein ganzes Wesen beherrschende Drang nach Gründlichkeit, die Unfähigkeit, auch nur dem geringsten Verdacht der Flüchtigkeit oder Leichtfertigkeit Raum zu geben, verhinderten ein schnelles Fördern der zu leistenden Arbeit. Die Aufgabe, die gesammten Reiseergebnisse in methodischer Anordnung zur Veröffentlichung zu bearbeiten, hatte sich Ehrenberg so gedacht, dass in einem besonderen Werke die Reise ausführlich beschrieben, mit geographischen, ethnographischen und etymologischen Karten, Profilen, Verzeichnissen und Bildnissen verschiedener Art versehen, und in einem anderen stattlicheren Foliowerk die allgemeinen und speciellen zoologischen und botanischen Funde in Bild und Beschreibung erscheinen sollten. Und zu Letztem eben war jenes besondere Arbeitsinstitut, vielleicht etwas zu gross, angelegt. Wäre es Ehrenberg möglich gewesen, sich auch nur ein wenig leichter über manche untergeordnete Schwierigkeit hinwegzusetzen, so möchte es ihm gelungen sein, das meiste von seinem Material in der beschlossenen Weise bearbeitet der Oeffentlichkeit zu übergeben. Damit hätte er seiner Entdeckung nichts Wesentliches an Werth geraubt, wohl aber eine grosse Zahl orientalischer Organismen zum gemeinsamen systematischen Besitzstand der Naturkundigen hinzugethan. Er hätte damit nicht nur die Grösse seiner Erringschaften ans Licht gebracht, sondern grossen allgemeinen Gewinn geboten. Mehrere Jahrzehnte früher hätte dann der deutsche Einzel-Fleiss zu Stande gebracht gehabt, was nun erst viel später die Forscher verschiedener Nationen, — und doch kaum so vollständig — wieder gefunden haben. Allein Ehrenberg vermochte das nicht. Ehe ihm nicht Alles klar war, gab er den Gegenstand nicht in die Oeffentlichkeit. Und so geschah es, dass seine Zeichner ihm nicht nur auf die Fersen kamen, sondern er sich endlich selbst von der vortrefflichen technischen Wirksamkeit seines Apparates überholt sah. Er fühlte sich bedrängt und ausser Stande, allein so viel theoretische Arbeit zu liefern, als seine Künstler im Bilde verwertheten.

Schon hatte man, um ihm die Mühe zu erleichtern, einen Verwaltungsbeamten an die Spitze des Künstler-Institutes gestellt. Dennoch aber blieb Ehrenberg wieder in der peinlichen Gewissenhaftigkeit seiner Arbeitsart im Hintertreffen. Ausreichende wissenschaftliche Gehülfen, die ihm dauernd genügten, vermochte er nicht zu finden, obwohl er deren nicht ganz entbehrte, wie z. B. der bekannte forstkundige Entomologe Ratzeburg als solcher thätig war, später der junge Dr. Philippi. Immer wieder erneute sich dabei die Empfindung lebhaften Verdrusses darüber, dass er von vielen Thierarten, die er in zahlreichen Exemplaren gesammelt hatte, nun durch verfrühte Abgabe an andere wissenschaftliche Anstalten nur noch wenige, nach seinem Sinne allzu wenige Exemplare zur richtigen Deutung vor sich hatte. Hierin hatte ihm eben sein alter Freund und Fürsprecher Lichtenstein, wenn auch sicher bona fide, keinen Freundschaftsdienst geleistet. Denn er hatte gemeint, indem er, bevor Ehrenberg noch zurückkam, ein Tausch- und Handelsgeschäft mit dessen Duplicaten zu Gunsten der Reise und ihrer Resultate einrichtete, diesem und seinen Zwecken förderlich zu sein. Doch hatte er dadurch dem ängstlichen behutsamen Forscher ausser thatsächlichem Erkenntniss-Material auch noch die Lust am Fortarbeiten sehr beeinträchtigt. Nun aber waren auch die noch vorhandenen Exemplare nicht einmal alle mehr mit ihren so besonders sorgfältigen Bezeichnungen versehen. Vielmehr waren diese z. Th. verloren oder verwechselt, und Standort und andere wichtige Dinge waren nicht mehr zu ermitteln. Trotz dessen versuchte Ehrenberg zu thun, was sich thun liess. Endlich meinte er seiner und der allgemeinen Sache dadurch zu Hülfe zu kommen, dass er aus seinem Institut eine Anstalt für bildliche Darstellung zu wissenschaftlichen Arbeiten verschiedener Art und verschiedener Forscher zu entwickeln suchte. Durch eine solche Einrichtung konnten viele und tüchtige Kräfte zur Geltung kommen, ohne dass für das einzelne Werk masslose Unkosten erwuchsen. Dieser vortreffliche Plan, der noch heut ins Werk gesetzt zu werden verdiente, war indessen bei der Behörde nicht durchzusetzen. Wohl bewilligte man neue Summen, aber mehr und mehr fand sich Ehrenberg durch das immer wachsende Missverhältniss zwischen dem, was er wissenschaftlich ausarbeiten zu müssen glaubte, und dem, was die nachbildenden Künstler herstellten, beängstigt.

Dies war die Verkettung von Umständen, welche dann später durch das Missbehagen über die Enttäuschung erhöht wurde, dass nicht er, wie er wohl hätte erwarten dürfen, auf den physiologischen Lehrstuhl in seiner Fakultät befördert ward. Ein anderer, Johannes Müller, wurde berufen (1833) und damit durch Ernennung eines neuen ihm fremden Directors der zootomischen Sammlung ihm eine neue Schwierigkeit, zu seinen Präparaten zu gelangen, bereitet. Wohl fühlte er dies schwerer als es lag. Gewisse Bemerkungen liessen ihn sich darüber verletzt fühlen, dass er sich von den Collegen und Sammlungs-Vorstehern nur als Sammler und nicht als wissenschaftlich ebenbürtiger Forscher angesehen glaubte. Dass es nicht so böse gemeint war, bezeugt A. v. Humboldt in einem Brief an Ehrenberg, in welchem er ihm seitens Müllers die vollkommenste Anerkennung mittheilt und jede Unverständlichkeit im Auftreten desselben als seiner Absicht fremd bezeugt. Aber selbst sein alter verehrter Freund Link trat nicht so recht für Ehrenberg ein, und der Minister mochte schliesslich seine Instituts-Directoren nicht ganz im Stich lassen. So ist denn dieses in seiner Art grösste und liberalste, wissenschaftlich-literarische Unternehmen, wie gleich weiter zu berichten sein wird, ohne ans Ziel zu kommen zu Scheiter gegangen.

Während dieses stets drückender werdenden Missverhältnisses, blühte Ehrenbergs inneres wissenschaftliches Leben dennoch immer mehr auf. Zwischen den Beschreibungen und systematischen Deutungen grösserer Organismen drängt es ihn mit Vorliebe immer wieder ans Mikroskop zur Erspähung der Grenzen des Lebens am Rande der Sichtbarkeit und zur etwanigen Aufspürung der untersten Lebenskeime selbst hin. Während Ehrenberg in Afrika neues Material zur Mehrung der Naturkenntniss gesammelt hatte, wurden eben daheim mancherlei neue Erforschungen im Laboratorium und am Mikroskopir-Tisch zu Stande gebracht. Wir dürfen nur die Namen Robert Brown, Brongniart, Amici, Moldenhawer, Kieser, Sprengel u. s. w. den schon oben genannten anreihen, um die Fortschritte in der Erkundung sowohl der Ernährungsorgane als der Fortpflanzungs-Vorgänge auf pflanzlichem Gebiete ins Gedächtniss zurückzurufen, während Cuvier und Andere auch die zoologische Morphologie zu verfeinern trachteten. Ehrenberg hatte alsbald zwischen allen diesen seinen richtigen Standpunkt wieder zu gewinnen gewusst. Die Funde von seiner Reise her veranlassten neue Vergleiche und diese führten zu neuen Entdeckungen. Am Mikroskopir-Tisch fand er die Befriedigung mehr und mehr, die beim technischen Darstellen seiner Schätze ihm aus besagten Gründen versagt blieb. Er war nun einmal mehr der Mann angestrengtester, unermüdlicher Eigenarbeit und weniger derjenige für, so zu sagen, diplomatische Regierung eines grösseren Arbeiter-Corps. Wer möchte solchem Geiste zürnen, wenn es sich ihm dabei zugetragen hat, dass er des Herrschens über das Selbstarbeiten, des Verwerthens über das Neuschaffen müde wurde?

Und so entstand zunächst eine Reihe verschiedener Sonderarbeiten neben jenem allgemeinen Reisewerk. In diesem legte er theils einzelne unmittelbare Reisefrüchte wissenschaftlich klar, theils führte er Nebenbeobachtungen feinster Art, die an irgend eine unterwegs gefundene anregende Thatsache anknüpften, für sich aus. Demnach erschien zunächst ein Aufsatz über die *Manna* des Sinai-Gebietes, als deren Spenderin eine neue Art der *Tamarisken*-Gattung, welche gewissermaassen dort unsere Weiden vertritt, erfunden wurde. In demselben stellt Ehrenberg zugleich einen neuen der Steppen-Form eigenen Pflanzentypus in der Familie der *Reaumuriaceen* auf. Die neu entdeckte Farsan-Insel ist dann das nächste Object der Besprechung.

Darnach ist es die oben erwähnte Entdeckung der Pollenschläuche einer *Stapelie* auf dem Rothen Meere, welche ihn antreibt, die ähnlichen Erscheinungen an verwandten Pflanzen aufzusuchen und mit den inzwischen von R. Brown und Brongniart gemachten und mitgetheilten Entdeckungen zu vergleichen. Die ersten Beobachtungen der merkwürdigen Erscheinung, dass das Pollen der phanerogamischen Gewächse schlauchförmige Verlängerungen aussendet, hatte jener im Jahre 1826 veröffentlicht. Ehrenbergs im rothen Meer gemachte Entdeckung an den *Asclepiadeen* ist für diese Familie die älteste [1]). Er erkannte diese nun durch vielfache Beobachtungen als allgemeineren Charakter derselben. Fast gleichzeitig mit seiner Veröffentlichung erschienen wiederum bestätigende Mittheilungen der genannten anderen Forscher über dieselbe Familie. Er selber stellte hierin zuerst wesentlich das ins Licht, dass das Pollen dieser Pflanzen von dem der übrigen Phanerogamen nicht wesentlich verschieden ist. Wie es also Ehrenberg beschieden war, den ersten Act geschlechtlicher Zeugung bei Pilzen zu finden, so machte er nun jetzt den selbstständigen Fund eines der Grundsteine unseres heutigen Kenntnissgebäudes von der Zeugung überhaupt. Nicht für die Pflanze allein, sondern

1) Vielleicht sah er die Pollenschläuche mit richtiger Deutung überhaupt am frühesten, da Browns und Brongniarts erste Mittheilungen vom Jahre 1826 sind, Ehrenbergs Beobachtung aber schon im Frühjahr 1825 stattfand.

für beide organischen Reiche gleich wichtig, gelangte dasselbe erst in den folgenden Jahrzehnten zu weiterem Aufbau. Er half die Thatsache finden und feststellen, durch welche die innige Beziehung zwischen Thier- und Pflanzenwelt in dieser Hinsicht zuerst ans Licht trat, und die abenteuerliche Vorstellung von der Wirkung des Pollens und der Samenthierchen, welche im vorigen Jahrhundert herrschten, beseitigt wurden. Selbst nach Brongniarts, Browns und Amicis Beobachtungen waren wieder neue speculative Ansichten hierüber discutirt. Man meinte wieder in gewissen allerkleinsten bewegsamen Körperchen ganz besondere Lebens- und Befruchtungs-Elemente erkennen zu dürfen. Ehrenberg sucht solche Hypothesen zu berichtigen, thut aber dann in gewohnter Vorsicht den charakteristischen Ausspruch: „Ich halte, mancher Untersuchung zufolge, jede der bisherigen Erklärungen noch für unreif, für ein Vorgreifen des Verstandes in Sachen, die der Erfahrung und Beobachtung angehören, oder wenigstens durch deren Bestätigung erst Werth erhalten.“ Diese Arbeit kam erst 1828 ans Licht.

In gleicher Gründlichkeit erfasste Ehrenberg jeden Gegenstand, der ihn einmal fesselte und den er für Alle fesselnd erachtete. Mancherlei Anderes aber, das er besprach, würde aufzuzählen zu weit führen.

Inzwischen erschien in demselben Jahre der erste Band seiner Reisebeschreibung und jene ersten Hefte der Abbildungen und Beschreibungen von Säugethieren, Vögeln, Insecten u. s. w., zusammen 80 Tafeln, welche beiden Veröffentlichungen leider die einzigen geblieben sind.

Hiernach aber hatte ihn das Mikroskop von Neuem gefesselt und zu seinem nachmaligen eigentlichsten Pflegebefohlenen hingezogen. Die unterwegs nur mit Mühe angestellten Beobachtungen von mikroskopischen Lebensformen reichten aus, um eine erste Antwort auf die gestellte, oben erwähnte Frage zu geben. Eine ganze Zahl, über 50

Formen waren gefunden, davon etwa ein Drittheil mit den europäischen gleich, die andern eigenartig waren. Andeutungen ihrer Selbst-Erzeugung aus Luft oder Urschlamm gab es keine. Die Formenkreise der Arten erwiesen sich beständig, wie die der grösseren Organismen. Ehrenbergs Vermuthung hatte sich bestätigt und ein neuer Sieg contra Urzeugung und planlose Formen-Uebergänge war zu verzeichnen (1829).

Mit dieser wissenschaftlichen That stehen wir, genau genommen, schon auf der Schwelle der zweiten Periode seiner Thätigkeit. Allein es fällt in den ersten Abschnitt derselben, vor deren völligen Abschluss erst noch eine neue Reise-Unternehmung, an welcher er schon im Jahre 1829 betheiligt ist.

Nach seiner Rückkunft und in den letzt geschilderten Zeiten war es vor allem, wie schon erwähnt, Humboldt, der dem jungen Forscher sein regstes Interesse zuwandte. Selbst noch mit Verwerthung der Ergebnisse seiner Reisen beschäftigt und in lebhaftester Erinnerung an die durchlebten Mühsale vermochte er mehr als irgend einer, Ehrenbergs Thaten zu beurtheilen, seine Bekümmernisse mitzufühlen und seine Freuden über die doch nicht ausbleibenden Erfolge zu theilen. Er war es daher, der dem jüngeren Berufsgenossen überall die Wege, die ihm selbst schon frei standen, gleichfalls ebnete, und ihm die Pforten zu den höheren, wissenschaftlichen und sonstigen intellectuell hervorragenden Kreisen öffnete. Er war es, der ihm aus den erwähnten und anderen schwierigen Lagen durch Rath und That heraushalf, den so bescheidenen und überall zögernden, oft zaghaften Forscher zu gebührender Geltung brachte, und ihn dabei immer besser kennen und höher schätzen lernte. Näher und näher zogen die in ihrem Grundton gleichgestimmten Seelen beider Männer einander an. Der reine Idealismus, der in der unendlichen Vielheit der Gestalten doch überall nur die unendliche Einheit der schöpferischen Vernunft, die sie geplant hat, erblickte, der statt blind wirkender Kräfte den wohlgeordneten Kosmos suchte und fand, beherrschte die geistige Arbeitsrichtung beider Männer. Das Verhältniss des Beschützers zum Schützling wandelte sich immer mehr in eine auf Gegenseitigkeit des Spendens und Empfangens beruhende Freundschaft um. Mit warmer Freude beobachtet Humboldt jeden neuen kühnen Schritt des jüngeren Arbeitsgenossen, während er den Zweifelnden berieth, den Wankenden ermuthigte, den Siegenden zu allererst und am freudigsten begrüsste. Zug um Zug assimilirt er sich Ehrenbergs Ergebnisse und half ihnen Geltung und Anerkennung zu verschaffen.

So konnte es kaum anders kommen, als dass Humboldt, vom russischen Kaiser zu einer Erforschung des Ural und Altai besonders in Beziehung auf ihre Mineral-Productionen aufgefordert, sich ausser dem Mineralogen Gustav Rose den Freund Ehrenberg zur Geleitschaft erkor. Und diese Reise mit ihrer gemeinsamen Thätigkeit und ihrem täglichen Gedanken-Austausch musste das schon bestehende Band nun noch mehr und für die Lebenszeit befestigen. Die Reisenden gingen von Petersburg aus über Moskau und Kasan nach Jekatharinaburg von wo sie den Ural durchreisten, dann über Tobolsk nach Barnaul, von wo aus der westliche Altai erkundet wurde. Ueber Orenburg und Astrachan kehrten sie Ende 1829 heim. Ehrenberg fand dann dabei die ausgiebigste Gelegenheit, mit Flinte und Botanisirkapsel auch Sibiriens organische Welt, zumal die reichen Thäler des Ural und Altai mit ihrer anmuthigen Flora „in Uebersicht zu bringen“ und sein getreues Mikroskop brachte ihm wieder neue Freuden ein und der Wissenschaft nicht geringen Gewinn. Er hat keine anderen Veröffentlichungen über diese Reise gemacht, als nur über die mikroskopischen Geschöpfe Asiens. Doch spricht er sich brieflich über die Eigenart der Pflanzenwelt dieser Gebirgsgegenden aus, schildert die üppige, Ross und Reiter überwachsende Vegetation der krautigen Wiesengewächse, der *Aconiten*, *Delphinien*, *Lychnis*, *Hesperis*, *Lilien*, *Iris*, *Hemorocallis*, die bunten Teppiche der *Cypripedien* und anderen *Orchideen*. Er bespricht dann, wie sehr dies den Anschein habe, als sei die europäische Wiesenflora nur ein Ausläufer der vom Ural und Altai, in welchem letztern auch unsere Gartensträuche in besonderer Kraft wucherten.

Die Zeit nach der Rückkehr von dieser Reise gab nun Ehrenbergs Leben eine in jeder Hinsicht bedeutungsvolle Wendung. Er kämpfte sich mit wachsender Entschlossenheit aus denjenigen Schwierigkeiten heraus, die ihn beengten, und entzog sich Verhältnissen, welchen er seiner Natur nach sich nicht selbst zu unterwerfen, und die er nicht zu überwinden vermochte. Er gestattete sich mit ungetheilter Kraft vor allem dem Triebe, der ihm nun einmal zu innerst sass, zu folgen und gelangte erst dadurch zur ganzen Entfaltung seiner naturforscherischen Begabung, innerhalb dieser nun erst für ihn eigentlich beginnenden

Zeit der Entdeckungen.

Fast ein Viertel-Jahrhundert macht der Abschnitt von Ehrenbergs Leben aus, in welchem es ihm nun gelang, seine grössten Entdeckungen zu machen und seine Fundamental-Arbeiten an die Oeffentlichkeit treten zu lassen, in welchem seine theoretische Ansicht sich klärte und seine gesammte Naturanschauungen sich zu einer Weite des Horizontes ausdehnten, welche ihm fortan vorzugsweise eigen war.

Während seiner Abwesenheit war die Aufarbeitung seiner afrikanischen Sammlungen zwar fortgeführt, aber die oben geschilderten Missstände nahmen in gleichem Maasse zu, als er selbst sich an der rechtzeitigen wissenschaftlichen Herrichtung des Materials gehindert fühlte.

Es waren wie gesagt eine Anzahl Hefte der Symbolae physicae [1]), künstlerisch und wissenschaftlich gleich werthvoller Abbildungen und Beschreibungen ausgegeben, eine fernere Anzahl Tafeln und Analysen war in Arbeit oder vorbereitet, als es Ehrenbergs wiederholten Vorstellungen bei dem vorgesetzten Ministerium gelang, von der ferneren Bearbeitung der gesammelten Gegenstände, deren officiell geregelte Ausführbarkeit er unter den gegebenen Verhältnissen nicht mehr als ein Glück, sondern nur noch als eine drückende Ueber-Last empfand, ganz entbunden zu werden. „Freunde, die mir helfen“, schrieb er an Freund Kunze, „verstehe ich nicht an mich zu ziehen“. Er allein aber konnte es nicht mehr leisten.

Wir wollen nicht versuchen, Ehrenberg vor dem Forum der wissenschaftlichen Welt wegen dieses Rückzuges gänzlich zu rechtfertigen. Der Verlust, den die Systematik auf zoologischer wie botanischer Seite dadurch erlitten hat, dass diese vorzüglichen Sammlungen von Thieren und Pflanzen nicht mit Hülfe der so sorgfältigen Beobachtungen an Ort und Stelle zum vollen Werth von ihrem geistigen Eigenthümer selbst aufgearbeitet worden sind, ist ein ungemein schwerer. Die Genossenschaft der Zoologen und Botaniker hätte mit Recht von Ehrenberg wohl jedes, noch so grosse, persönliche Opfer verlangen können, um die eigne, so stattlich vorbereitete und unternommene Arbeit zu irgend einem befriedigenden Abschluss zu bringen. Der Staat hatte in der That nicht unbedeutende Mittel dazu hergegeben, welche nun, da das Werk unvollendet blieb, nicht ohne Grund zum Theil als Verschwendung angesehen werden durften. Schon dass die Schilderungen und Abbildungen, welche Ehrenberg in seinem Tagebuche über alle Sammlungsgegenstände niedergelegt hat, nicht bekannt gemacht sind, ist und bleibt eine Schädigung des wissenschaftlichen

1) Symbolae physicae, fasc. 1—9. Berl. 1828—45.

Gemeinbesitzes. Denn durch keine fernere floristische und faunistische Veröffentlichung über das Mediterran- und Nil-Gebiet sind diese auch nur entfernt erreicht worden. Auch hat Ehrenberg diese Aufgabe selbst bis in sein hohes Alter wie eine Doppelschuld, theils des Staates gegen ihn, theils seiner selbst gegen die wissenschaftliche Mitwelt betrübt. Dennoch würden wir einem Manne von so zarter Gewissenhaftigkeit das grösste Unrecht thun, wollten wir ihn der Veranlassung dieses wissenschaftlichen Unheils in der That allein zeihen. Büreaukratie und freie Wissenschaft oder Kunst verstehen sich leider selten gegenseitig. Die schablonenmässig zu regelnde Arbeitsmaschine, welche man Ehrenberg mit grosser Liberalität errichtet hatte, verlangte nun auch von ihm, dass er wie in der Tretmühle arbeitete, um sie in stetigem Gang zu halten. Freiheit im Schaffen war damit unverträglich. Der Mann, der in unumgrenzter geistiger Atmosphäre zu athmen, zu leben und frisch voranzuwirken geartet war, sollte so zu sagen eine Maschine von so und soviel Pferdekraft, als einziger Heizer mit Brennmaterial versehen, Tag und Nacht in regelrechtem Betrieb halten und steuern, er allein, denn man war ja auf seinen Vorschlag, einer aus weiteren Kräften sich rekrutirenden Benutzung und Betreibung der wissenschaftlichen Fabrik nicht eingegangen. So entstand zwischen den incommensurablen Grössen der freien Geistes-Arbeit und der unfreien Beamten-Maschinerie der sich alle Tage wiederholende Conflict, der trotz der Hülfe der Freunde und Gönner Ehrenbergs, zumal trotz Humboldts sonst so einflussreichen Bemühungen, unlösbar blieb. Dieser musste also damit enden, dass Ehrenberg lieber ehrlich seine Insolvenz erklären, als in unablässigem Gewissensdrange einer unerfüllbaren Pflicht gegenüber geistig zu Grunde gehen wollte. Was den so selten begabten und so fleissigen und thatkräftigen Mann schon auf der Reise selbst mannigfach in seinem Wirken gehemmt und in seinen Plänen gestört hatte, liess ihn also nun nachher im eifrigen und ehrlichen Hinstreben nach dem Heimbringen seiner Ernte geradezu Schiffbruch leiden. Es ist dies eben ein nicht zu übersehendes historisches Beispiel dafür, dass selbst die freigebigsten Spenden des Staates den intellectuellen Leistungen seiner Mitglieder nur ganz zu Gute kommen können, wenn auch eine wirkliche Freiheit in der Ausführung der Aufgaben gewährt wird. Giebt man nur, wem man vertrauen darf, so soll man auch ganz und rückhaltlos vertrauen, wem man gegeben hat. Noch bis heut zu Tage freilich ist dies eine selten verstandene und noch seltener befolgte These. Und doch kann den damaligen leitenden Männern kein persönlicher Vorwurf daraus gemacht werden, am wenigsten dem Minister von Altenstein, der für die Naturwissenschaften gern that, was irgend möglich war. Auch war ja Ehrenberg von den Mitgliedern des Königshauses selbst stets besonders ausgezeichnet und bevorzugt. Allein gegen die Jahrhunderte alten Mauern des Herkömmlichen kämpft eben der gute Wille des Einzelnen meist vergeblich.

So wurde denn Ehrenbergs zoologische Sammlung dem Berliner gleichnamigen Museum einverleibt. Die botanische blieb für sich als ein Herbarium vollkommenster und elegantester Form noch zusammen und unter seiner Aufsicht aufgestellt. Später wurde auch diese dem Berliner Königlichen Herbarium übergeben, wo sie als Separat-Sammlung von dem Uebrigen getrennt bewahrt wird. Die Doppel-Exemplare, die dazu gehören, bilden noch immer eine sehr werthvolle Tauschwaare für diese Anstalt. Von Pflanzen wie Thieren sind im Laufe der Jahre viele Arten von verschiedenen Monographen untersucht und bestimmt worden. Die Ehrenbergischen Aufzeichnungen darüber sind leider grösseren Theils auch hierbei bisher noch unbekannt geblieben. Dieselben sind nun im Archiv der Berliner Akademie der Wissenschaft niedergelegt. Vielleicht wird noch einmal ein neu erwachendes Interesse der Wissenschaft diesen reichen Nährstoff zu assimiliren im Stande sein, der nun somit wieder zugänglicher geworden ist.

Mit der Aufgabe der Selbstbearbeitung seiner Sammlungen, mit diesem Lostrennen seiner wissenschaftlichen Persönlichkeit von deren geistigem Besitzthum schliesst denn nun selbstverständlich der Lebensabschnitt, der durch die afrikanische Reise und ihre directen Folgen beherrscht wurde, ganz und gar ab. Aus diesem zuletzt allzu klippenreichen Ankergrund gelöst steuert Ehrenberg von Neuem auf das offene Meer geistiger Forschung hinaus. Dennoch ist dies nicht so zu verstehen, als ob er nun mit allen seinen früher gestellten Aufgaben abgeschlossen, mit seinem Lebensplan gebrochen hätte. Vielmehr wuchsen die wichtigsten aus seinen Sammlungen und Beobachtungen àm Nil und Rothen Meere gekeimten Gedankensprosse nun in die neue Zeit hinein, um sich jetzt erst recht zu entfalten. Und aus den reichen Gewinsten aller Perioden der Sammelzeit gestalten sich, nach wie vor, in immer neuen Richtungen, immer ergiebigere Beobachtungsreihen heraus, und führen Schritt für Schritt zu immer neuen Enthüllungen. Immer höher steigt der Aufbau seines eigenartigen, forscherischen wie theoretischen Gebäudes. Denn immerhin war sein Thun während und unmittelbar nach beiden Reisen mehr sammelnder als entwickelnder und combinirender Art gewesen. Was er für die nothwendigste Vorbedingung zur richtigen Natur-Erkenntniss gehalten hatte, war erreicht, Anschauung der Formengegensätze im Grossen. Nun hatte er des weiteren Umherschweifens genug [1]). Es verlangte ihn nach

---

1) „Möchte nur der Weg mir möglich werden", hatte er vor seiner ersten Reise an Nees von Esenbeck geschrieben, „den ich als den allein bis ans Ende führenden erkenne. Beschauung des Lebendigen ist der Weg. Ein Zoolog aus dem Museum gebildet, ein Botaniker aus dem Herbarium entsprossen, ein Mineralog durch Steinpröbchen

ruhiger Arbeit. Jetzt griff er aus der Menge der beobachteten Wesen und Erscheinungen bald diese bald jene Gruppe zusammen heraus, klärte sie nach seiner Anschauungsweise und übergab sie zum Ganzen abgerundet der wissenschaftlichen Genossenschaft. Damit betrat er dann wieder direct den Pfad, den er schon in der Jugend gesucht und gefunden hatte, und schritt ungestört auf ihm voran, in erweiterter Umschau und mit festerem durch Erfahrung geübtem Schritt.

Zu diesem freieren Vorandringen wehte denn aber auch aus anderer Richtung her noch ein frischerer Wind. Nicht allein dass er, wie gesagt, viele der alten Freunde und Gönner wiedergefunden hatte. Der Kreis jüngerer wissenschaftlicher Männer hatte sich in Berlin erheblich vermehrt, und manchem tüchtigen Forscher auf verwandtem Gebiet war Ehrenberg näher getreten. Besonders waren ihm die Brüder Heinrich und Gustav Rose befreundet geworden, und als er sich nun mit der Schwester der Frau Heinrichs, Julie Rose, Tochter des dänischen Consuls in Wismar vermählte, wurde dies Verhältniss zu dauernder inniger Freundschaft befestigt. Die Gründung einer behaglichen Häuslichkeit und reger geistiger Verkehr gaben seiner Thätigkeit immer von Neuem Frische und Spannkraft, um mit ganzem Fleiss die stets an Umfang zunehmenden Beobachtungs-Aufgaben anzugreifen. Es ist kein geringes Glück, kein zu unterschätzender Sporn für den Forscher, im Kreise geist- und talentvoller Freunde die Schärfe der Denkwaffen immer wieder frisch wetzen, und die Ergebnisse sofort im Spiegel ihrer Aufnahme unter den

---

erweckt und genährt, sind, wenn sie genial erscheinen, zu betrauern, sie führen immer den Hemmschuh mit sich, welcher ihre Kraft schwächt, und die Schwingen des Geistes lähmt". Dann aber schreibt er nach Vollendung der sibirischen Reise an Martius: „Ich bin nichts weniger als ein Marco Polo mit Quecksilberfüllung."

Genossen prüfen und corrigiren zu können. Und es war dies eine seltene Genossenschaft von einander ebenbürtigen Männern, die damals in Berlin die verschiedenen Zweige der Naturforscherei pflegten. Zu den schon oben genannten so gewissenhaften und thätigen Roses gesellten sich der geniale Mitscherlich, der vielseitig thätige Poggendorff, der scharfsinnige Riess, der geistvolle und anregende Dove, der klarblickende Enke, der sorgfältige Magnus, der liebenswürdige Poët und doch so exacte Beobachter Chamisso und Andere, welche in jenen Jahren allmählich in Berlin zusammen kamen. Grösseren Theils in vertrautem Verkehr untereinander und zusammen mit Ehrenberg bildeten diese Männer unter sich eine naturwissenschaftliche Tafelrunde, wie sie sich nicht alle Tage zusammen findet. Später kam, nach Rudolphis Tode, Johannes Müller, der bald zum Kämpen ersten Ranges wurde, hinzu und, damit der Widerspruch nicht fehle, der geistreiche Oppositionsführer C. H. Schultz und mancher Jüngere noch, der sich im Lauf der nächsten Jahre anschloss. Erinnern wir uns dabei der älteren Vorkämpfer auf gleichem Felde, der Link, Lichtenstein, Klug, Weiss, Carl Ritter, L. v. Buch und endlich des unübertrefflichen Humboldt, der dieser auserlesenen wissenschaftlichen Ritterschaar gleichsam als Herzog voranschritt, so entrollt sich uns das Bild einer seltenen Kampfgenossenschaft. Und eben darin, dass jene Erstgenannten in stets regem Freundschaftsverkehr in dem Rahmen behaglich liebenswürdigen Familienlebens einander beriethen, beistanden und ermunterten, lag die unschätzbare Wirkungskraft dieses Forscherbundes. Solche Verhältnisse liessen denn Ehrenberg in wenigen Jahren die Höhe seiner Leistungsfähigkeit ersteigen, und als Vorkämpfer und seiner Zeit erstem Meister der Mikroskopie seine grössten Triumphe feiern.

Seine ersten in dieser Richtung durchschlagenden Arbeiten fielen mit mancherlei anderen wichtigen Fortschritten auf dem Boden der Naturforschung zusammen, die immer mehr einen ganz neuen Aufschwung gewann. In umfassenden Arbeiten waren die Resultate mikroskopischer und experimenteller Ermittelungen wiederum zusammengestellt, z. B. von Pyrame de Candolle, L. Treviranus und endlich auch von Meyen. H. v. Mohl hatte seine so ungemein ergebnissreiche Forscherbahn begonnen, in welcher bald Al. Braun und dann Nägeli kräftig mit voranschritten. Der genannte C. H. Schultz und K. F. Schimper lieferten mit ihren bald genialen, bald paradoxen Behauptungen das nützliche Ferment zum Gährungsprocess der in immer höherer Temperatur steigenden Geistesarbeit. Die entsprechenden Fortschritte der Physik und der Chemie erleichterten jenen Arbeitern ihr mehr im Kleinen und Feinen wirksames Handwerk, und sicherten ihren Bauwerken das Fundament. Alles dies lebhafte Voranstreben fand dann selbstverständlich in dem Berliner Forscherkreis keine geringe Förderung.

Die mikroskopischen Beobachtungen unterwegs hatten Ehrenberg schon vor der sibirischen Reise, wie oben erwähnt, den Stoff zu einer öffentlichen Mittheilung über die Verbreitung der Arten der allerkleinsten, dem blossen Auge verborgen bleibenden Organismen geboten. Als er aus Asien zurückgekehrt war, reihten sich daran als Gegenstück die auch dort sorgfältig mit bewaffnetem Auge aufgespürten derartigen Formen. Sie bestätigten lediglich die aus Afrika mitgebrachten Ergebnisse. Hierbei und früher schon hatte Ehrenberg die Ueberzeugung von der mangelhaften Auffassung früherer Forscher über diese Wesen genügend gewonnen. Und so nahm er nun Gelegenheit, die für ihre Zeit so verdienstvollen Forschungen von Leeuwenhoek auf diesem Gebiet nachzuprüfen und zu vervollständigen, und die Blicke der wissenschaftlichen Welt durch genauere Beleuchtung auf diese Welt des Kleinsten zu lenken. Einige neue Abhandlungen über den inneren Bau und die Entwicklungsweise dieser Wesen folgten 1830—1835 [1]) mit vielen Abbildungen ausgestattet. Sie hatten zum Zweck, die herrschende Meinung von der „atom- oder monadenhaften“ Einfachheit der Körperchen derselben zu beseitigen und Aufklärung über ihre viel künstlicheren Leibeseinrichtungen zu geben. Und sie erreichten diesen Zweck vollkommen. Je mehr Ehrenberg die Erfolge seiner Bemühungen zusagten, desto energischer jagte er immer neuen Entdeckungen nach. Die damals noch so unberührten ihm allein überlassenen Sümpfe, Lachen und Gräben um Berlin boten als Jagdgründe eine überreiche Beute. Rastlos verglich er die äusseren Formen-Unterschiede der gefundenen mikroskopischen Geschöpfchen. Er wies nach, dass man ihre Arten und Gattungen ebensowohl definiren könne, als die der — wie man sagt — höheren Wesen. Bei den vollkommensten unter ihnen, den sogenannten *Räderthierchen*, gelang es ihm, ein organisches System nach dem andern, den Verdauungskanal, die Geschlechts-Organe, Muskeln, Nerven mit differenzirten Sinnesorganen u. s. w. klar zu legen. Und auch in den unbedeutenderen Gestalten der eigentlichen *Infusorien* fand er bald diese bald jene Spur ähnlicher Organisation.

Somit hatte Ehrenberg bei Geschöpfen, deren Existenz selbst sich erst dem bewaffneten Auge offenbarte, einen inneren, feingegliederten Bau erkannt, der dem der grösseren thierischen Wesen sehr wohl zu vergleichen war. Gleichzeitig hatte er gefunden, dass sich diese kleinen Organismen wesentlich ebenso vermehrten wie die grossen. Sie zeugten auf geschlechtlichem Wege Eier, oder wenn sie in einfacherer Methode durch Theilung oder Spross-

---

1) Beiträge zur Kenntniss der Infusorien und ihrer geographischen Verbreitung besonders in Sibirien, Abhandlung der Akademie der Wissenschaften zu Berlin 1830.

Zur Erkenntniss der Organisation in der Richtung des kleinsten Raumes, daselbst 1832 und Fortsetzung 1834 und 1835.

bildung zur Vervielfältigung gelangten, so geschah auch das nach bestimmten Regeln. In der Gefangenschaft vermehrten sie sich von Tag zu Tag höchst regelmässig. Junge, deren Dasein auf Eltern-Individuen nicht hätte zurückgeführt werden können, fanden sich auch jetzt nicht. Auch jetzt liess sich nicht die leiseste Spur einer Selbstzeugung solcher Wesen entdecken. Und dies war Ehrenberg die Hauptsache, und er betonte gerade auch deshalb die Zusammengesetztheit des Körperbaues der Infusorien so stark, um die Absurdität der Ansicht ins Licht zu stellen, dass Wesen von solcher Art so ohne Weiteres hier und dort in die Existenz springen könnten. Nahm er dabei gewisse Erscheinungsformen für festere Gestaltungen an, als sie sich später gezeigt haben, so war dies eine immerhin besser begründete Hypothese, als viele seiner heutigen Kritiker davon täglich neue als baare Münze unter die Leute zu bringen suchen. Und es fehlte ihm schon damals an Tadlern nicht, unter denen C. H. Schultz und Meyen sich besonders für berufen hielten, die Besserwisser zu spielen. Diese waren ihm nun freilich auf der gewagten mikroskopischen Mensur allzu wenig gewachsen, als dass er sie grosser Aufmerksamkeit hätte würdigen müssen. Immerhin führten sie den Reigen der sich später mehrenden Widersacher. Doch darauf sei nachher zurückzukommen. Die Zeit für die heute uns alle beherrschenden Grund-Ideen war noch nicht gekommen, und indem Ehrenberg gegen alle unklaren Vorstellungen über die Organogenesis energisch Front machte, hat gerade er für das heutige Wissen von diesen Dingen die kräftigsten Fundament-Stücke gelegt.

Die Zeit drängte damals mehr noch als jetzt zum strengen Systematisiren der Einzelformen. So unterschied auch Ehrenberg, während er alles mikroskopisch kleine Thierleben unter dem populär gewordenen Begriff der *Aufguss-Thierchen* (*Infusorien*) zusammenfasste, doch die

Klassen der *Räderthierchen* (*Rotatorien*) und der *Infusionsthierchen* im engeren Sinne, die er *Polygastrica* nennt, und reihte jene den Würmern an. Von den polygastrischen Geschöpfen trennte er in Folge dann noch als besondere Klasse die *Polythalamien*. Jene waren nach seiner Auffassung mit inneren Verdauungsräumen in der Mehrzahl begabt, während diese in vielkammerigen Gehäusen nach seiner Anschauung in Gesellschaft lebten und sich polypenstockartig entwickelten. Es gelang ihm bald, eine ausserordentliche Menge dieser Formen, nach scharfen Charakteren gesondert, in systematische Ordnung zu bringen, und ihre Kenntniss Jedermann zugänglich zu machen. Ein grösseres Werk [1]) gab dieser Arbeitsreihe alsdann im Jahre 1838 einen vorläufigen Abschluss und sicherte seinem Verfasser eine Stellung unter den Ersten seiner Wissenschaft [2]).

Heut zu Tage hat man so ziemlich vergessen, welchen Eindruck dieses Stück Arbeit auf die wissenschaftlichen Zeitgenossen machte. Schon 1830 hatte Cuvier in der Sitzung der Akademie in Paris von den ersten Veröffentlichungen Ehrenbergs über diesen Gegenstand gesagt: „Cette découverte change entièrement les idées et renverse surtout bien de systèmes, elle est du nombre de celles qui font époque dans les sciences,“ und in des sonst so zurückhaltenden Cuvier Munde hatte solch Ausspruch besonderes Gewicht. Nun brachte diese geschlossene, abgerundete Darstellung des Gegenstandes eine um so bedeutendere Wirkung hervor. Und

---

1) Die Infusionsthierchen als vollkommene Organismen. Leipzig. 1838.

2) „Nach Cuviers Tode“, schreibt Alex. v. Humboldt an ihn, „sind Sie der erste Zoolog,“ und an einer andern Stelle: „Ich freue mich mit Ihnen für Sie und die Naturwissenschaft, die nach Cuviers Tode Sie der Einzige in ihrem ganzen (und mit grösserem) Umfang als er beherrschen, dass Ihr grosses Infusorien-Werk erschienen. Es wird Epoche machen und neben Ihren Reise-Forschungen monumental sein.“

zwar nicht bei Berufsgenossen allein, sondern in weitesten Kreisen der gebildeten Gesellschaft fanden diese überraschenden Neuheiten Theilnahme und Anerkennung. Mancher hochgestellte Mann, der sich sonst wenig um die Natur und ihre Kinder gekümmert hatte, liess sich von Ehrenberg, der mit immer bereiter Gefälligkeit jedem Wissbegierigen zu Diensten stand, die neuen allerkleinsten Mitglieder der guten Gesellschaft vorstellen. Vielen musste er zu guten Mikroskopen verhelfen. Wiederholt wurde er zu Hofe gerufen, um diese oder jene fürstliche Person mit den Räderthierchen, Vorticellen und Schiffthierchen des Berliner Thiergartens bekannt zu machen. Mit Vergnügen erzählte er oft, wie einst die Königin nach ihm schickte, ihm ein Glas des vorzüglichen Trinkwassers aus dem Schlossbrunnen vorsetzen liess, und ihn aufforderte, ihr nun zu zeigen, ob auch darin Thierchen seien, so dass sie es dann nicht ferner mehr mit Behagen trinken könne, ähnlich wie es damals Abdim Bey in der Wüste gegangen war. Ehrenberg beruhigte die Königin mit dem Nachweis der gänzlichen Unbelebtheit dieses Wassers, zeigte ihr aber die zierlichen Wesen, die andere Berliner Wässer bergen. Dem König Friedrich Wilhelm IV. machten Ehrenbergs mikroskopische Wesen solches Vergnügen, dass er ihm eine besondere wegen dieser Entdeckung für ihn geschlagene Medaille verlieh. Selbst dem Kaiser Ferdinand von Oesterreich musste er auf dessen besonderen Wunsch eine Sammlung von Infusorien-Präparaten senden. Durch mancherlei derartige Erfolge und freiwillig dargebrachte Anerkennungen erfreut und geehrt, gewann er dann immer wieder frischen Muth und schritt in wechselndem Vertrauen auf ferneres Gelingen fürder auf dem nun eingeschlagenen Weg.

Naturgemäss knüpfte sich ihm die eine Erscheinungsreihe an die andere. „Turgentes gemmae tacito cum tempore crescunt," wie er selbst einer der betreffenden Abhandlungen als Sinnspruch voranschreibt. Während er die kleinsten Wesen nicht wieder aus den Augen verlor, sondern wohl täglich ihrer wartete, so kamen inzwischen noch manche Reise-Früchte zur Reife. Zumal solche, die nicht weit seitab lagen von vorstehender directer Beobachtungsreihe, zogen ihn an, wie diese oder jene Besonderheit der Wasserwelt. Unmittelbar an den Grenzen des Infusorien-Reiches lag das weite anziehende Gebiet der *Korallenthiere*, das andrerseits ins Land der Fabeln auszulaufen schien. Es hatte die Untersuchung und wo möglich Klarlegung der Organisation dieser räthselhaften Geschöpfe eine seiner speciellen Reise-Aufgaben ausgemacht. Und mit welcher Beharrlichkeit er sie ausgeführt, ist oben schon geschildert. Es war ihm gelungen, durch ausdauernde Beobachtung in unmittelbarer Nähe ihres natürlichen Standortes den Bau und die Entwicklung so vieler derselben aufzudecken, dass sich über ihre morphologische Natur und systematische Stellung nunmehr sicher urtheilen liess. In wie weit sie die Zeugungsart andrer Thiere theilen, oder sich durch Knospen oder Selbsttheilung in pflanzenähnlicher Weise vermehren, wurde festgestellt. Ihren zwar eigenartigen aber doch rein thierischen Typus im Gegensatz zu den Pflanzen und den übrigen niedren Thieren hatte er klar erkannt. Ebenso hatte er gleichzeitig die den Pflanzen so ähnliche Bildung von Knospen und Sprossen, welche den ganzen Polypenstock fortbilden, zum Verständniss zu bringen vermocht. So setzte sich Ehrenberg in die Lage, die früheren systematischen Versuche auf diesem Gebiet, die bei zu mangelhafter Einzelkenntniss die rechte Umgränzung und innere Gliederung der Klasse nicht gefasst hatten, zu einem Abschluss zu bringen. Er stellt besonders den wichtigen allgemeinen Satz auf, dass nicht die Schale oder das Skelet das wesentliche Unterscheidungsmerkmal abgeben dürfe, sondern dass nur der innere Bau die wahre Verwandtschaft zeige, und begründet damit diese, heut überall als gültig angenommene Wahrheit, indem er derselben alsbald in seinem System der Korallenthiere einen bestimmten und rationell durchgeführten Ausdruck giebt. Durch klare Einsicht in alle bei diesen Thieren zur Entwicklung kommenden Gliederungen reinigt er selbst die entsprechende Abtheilung im System Cuviers von den noch fremden Einmischungen, z. B. den polypenartigen Infusorien (*Vorticellen*). Er stellt zuerst die Korallenthiere im engsten Sinne des Wortes als *Anthozoen* den anders organisirten Moosthieren, *Bryozoen*, gegenüber und erkennt deren wichtige Unterschiede. Darin zeigt sich denn die Unwesentlichkeit des Kalkgerüstes. Und so charakterisirt er in gewohnter schlagender Weise, abgesehen von den anderen treffenden Schlussbemerkungen, die anzuführen, zu lang werden dürfte, den Korallenbau in seiner Eigenheit. Er nennt ihn „einen Familienkörper, einen lebenden Stammbaum, dessen einzelne, auf den Urahnen fort und fort entwickelte Thiere in sich abgeschlossen und der vollen Selbstständigkeit fähig sind, ohne sie selbst herbeiführen zu können".

Ausser der entwicklungsgeschichtlichen und systematischen Bearbeitung[1]) unterwirft er in einem anderen Aufsatz[2]) nun die grosse Frage der Entstehung der mächtigen Korallenriffe genauerer Prüfung. Die Berichte der Reisenden, besonders aus der Südsee, hatten die Bauten dieser kleinen Architekten allzusehr ins Gigantenhafte vergrössert. Ehrenberg weist ihrer tektonischen Befähigung zunächst für das Rothe Meer ihre richtigen Grenzen an und bekämpft jene ins Wunderbare spielende Uebertreibung derselben. Nicht aus unmessbarer Tiefe herauf bauen die lebendigen Wesen den ungeheuren Kalkwall. An die Nähe der Oberfläche mit ihrer ganzen Lebensthätigkeit gewiesen, können

1) Die Korallenthiere des Rothen Meeres, physiologisch untersucht und systematisch verzeichnet, Abhdl. der Berl. Akd. 1833 u. 34.

2) Ueber die Natur und Bildung der Korallenbänke des Rothen Meeres, das. 1832.

sie ihre Gebäude nur auf seichtem Klippengrunde fundamentiren. Wo diese höher erscheinen, müssen Senkungen des Grundes die Ursache sein. Vom Rothen Meere aus machte Ehrenberg dann Schlüsse auf die ähnlichen Erscheinungen im Weltmeere. Er machte diejenige Anschauung geltend, die später Ch. Darwin auf Grund seiner umfassenden Beobachtungen an Korallen-Inseln, Bänken und Riffen sehr verschiedener Meere und Küsten bestätigt und weiter entwickelt hat. Auch hier wusste Ehrenberg den leicht trügerischen Schein abzuweisen und die Sache zu fassen, wie sie wirklich lag.

So strebte er schon lange, die so häufig in allen Reisewerken beschriebenen und von allen möglichen Naturforschern durch die verschiedensten Hypothesen erklärten Erscheinungen des Meerleuchtens näher in ihren Ursachen zu erkunden. Einzelne Beobachtungen waren schon auf der Seereise und in Afrika an Dingen in und ausser dem Wasser gemacht. In Verbindung mit Untersuchungen des Ostseewassers gaben ihm diese zuerst Gelegenheit, sich selbst zu unterrichten. Bei längerem Aufenthalt an der Seeküste endlich gelangte er zu einem gewissen Abschluss. Mit gewohnter Sorgfalt stellte er alle ihm irgendwie zugänglichen Nachrichten und Urtheile von leuchtendem Meerwasser und von andern leuchtenden organischen Theilen zusammen, und fügte die eigenen Untersuchungen hinzu. Er stellte dann eine naturforscherisch nüchterne Kritik darüber an, und ermittelte nach Beseitigung aller unbestimmten Annahmen, dass einzelne sehr kleine in zahllosen Schwärmen das Meer erfüllender Thiere am ganzen Körper, andere grössere jedoch nur an gewissen Theilen Licht von sich geben. Er fand, dass dies theilweise ein Akt der Willkür sei, also vom Nervensystem direct abhänge, mit elektrischen Erscheinungen Aehnlichkeit habe, aber in seiner letzten Ursache zur Zeit noch nicht verständlich sei. Er bemerkte, dass auch absterbende Thiere oder todte Theile derselben zu leuchten fortfahren. Selbst schleimige Ausscheidungen, die beim funkelnden Lichtgeben gewissen Thieren z. B. *Nereiden* entquillen, leuchteten noch. Dies liess ihn vermuthen, dass das Leuchten grösserer Wasserthiere leicht nur ein secundäres, durch derartigen anhängenden Abgang bewirktes sein dürfte. So trat er schon damals den Beobachtungen nahe, durch die neuerdings Pflüger die ganze Frage in ausgezeichneter Weise zu weiterer Lösung gebracht hat. Manches interessante Nebenergebniss, wie z. B. allerlei einzelne Structur-Verhältnisse der Medusen und anderer Seethiere, die sonderbare Fähigkeit jener, auch in Fragmenten noch lange lebendig zu bleiben, gaben auch dieser Arbeit einen mannigfacheren Werth. Auch hier also traten an die Stelle hypothetischer beliebiger formloser Gallert-Massen, oder unfassbarer Kräfte-Einwirkungen zunächst wenigstens bestimmte, nach ihren Arten erkennbare Organismen, welche ganz oder zertheilt das seltsame Phänomen hervorbrachten [1]).

Ehrenberg nahm wiederholt neue Gelegenheit wahr, diesen Gegenstand, der sich immer wieder von Neuem jedem Beobachter als höchst reizvolles Phänomen darbietet, selbst weiter zu untersuchen. Nach mehreren Mittheilungen legte er schliesslich noch 1873 die Abbildungen einiger als Leuchtthiere neuentdeckter Arten vor [2]). Diese waren ausser einigen *Bacillarien* und Verwandten meisst der Gattung *Peridinium* angehörig, seltsam gestaltete, mit dorn- oder hakenbesetztem Panzer versehene Geschöpfe des Mittelmeeres, damals hier und im adriatischen Meer die Vertreter der sonst so häufigen *Noctiluken*.

Der offenbare Antheil, welchen das Nervensystem an dem willkürlichen Leuchten der besprochenen Organismen hat, gesellte sich zu anderen Beweggründen, um Ehrenbergs

1) Das Leuchten des Meeres, Abhdl. d. Berl. Akd. 1834, 35. Monatsberichte der Berliner Akd. 1859. 727. u. a. a. O.

2) Festschrift zur Feier des 100jährigen Jubil. der Gesellsch. Naturforsch. Freunde zu Berlin 1873.

Aufmerksamkeit einmal den feinsten Form-Elementen dieses feinsten aller organischen Systeme zuzuwenden. Hier galt es, die unmittelbaren Hebel und Handgriffe der Lebens-Maschinerien, an denen die seelischen Kräfte anfassen, um dieselben in ihrem Interesse arbeiten zu lassen, bis an die Grenze des Sichtbaren zu verfolgen. Erst war es die Möglichkeit, mittels directen Nervenreizes sowohl elektrische Schläge als chemische Wirkungen zu erzeugen, dann waren es die galvanischen Ströme, welche sich auf der Bahn der Nerven durch den Muskel hin entwickeln, dann umgekehrt die Möglichkeit, durch solche Ströme den Willensreiz im Nerv zur Veranlassung einer Bewegung zu ersetzen, und endlich die Spuren des Nervensystems auch in mikroskopisch kleinen Wesen bis zum rothen Sehfleck der Infusorien hinab gewesen, welche Ehrenbergs Begierde geschärft hatten, den Bau dieser Organe bis ins Innerste zu verfolgen. Die mancherlei schon in den Nilländern an verschiedenen Thieren, zumal auch an deren Sinnes-Organen, gemachten Einzelbeobachtungen, drängten ebenso nach Ergänzung und Abrundung. So gab es Gründe genug zum Angreifen dieses Gegenstandes. Zunächst hatte Ehrenberg bald einen Unterschied [1]) im Nervengewebe zwischen dem Gehirn und den übrigen Nerven gefunden, und war über den Bau zu genauer und fester Anschauung gelangt, welche alsbald bei vielen Fachgenossen Beifall und Bestätigung fand. Er hatte zuerst die einzelnen Ganglienzellen im Gefüge des Gehirns und die Einzelfäden in den Strängen deutlich genug gesehen, um sie durch Abbildung anschaulich machen zu können.

Dabei ergab sich ihm ferner noch die Ueberzeugung einer besonders nahen Beziehung zwischen dem Verbrauch der rothen Blutkörperchen und der Ernährung der Hirn-Substanzen. Er glaubte geradezu in der Structur gewisser

---

1) Ueber den Mangel des Nervenmarkes im Gehirn u. s. w. Poggend. Annalen 28, 1833.

Theile desselben die Spuren dieser räthselhaften Körperchen wieder zu erkennen. Hatte er nun auch hiermit den Schleier zu diesen feinsten und schwierigsten Gegenständen der thierischen Gewebelehre noch nicht ganz zu heben, sondern nur zu lüften vermocht, so hatte er eben dies doch vermocht, und das Thor zu dem innersten Cabinet der seelischen Herrscherthätigkeit nicht wenig weiter geöffnet. Und jedenfalls hat er mit dem gewöhnlichen Glück, das geistvolle Forscher immer noch weiter hinaus treffend vermuthen lässt, als sie sicher zu erkennen vermögen, schliesslich die Thatsache richtig ausgesprochen, dass das Gehirn vor allen Organen auf reichliche Zufuhr von Blut angewiesen sei. Er richtet desshalb eine kleine Gratulationsschrift über diesen Gegenstand an Hufeland und giebt ihr den Pythagoräischen Satz, dass die Seele aus dem Blute ernährt werde, — „τρέφεσθαί τε τὴν ψυχὴν ἀπὸ τοῦ αἵματος,“ — als Thema, das er dann später noch ausführlicher abhandelt, und durch eine Menge von Abbildungen erläutert[1]). Der Schlusssatz dieser Arbeit zeigt am besten, wie Ehrenberg sich bewusst war, dass diese Forschung eigentlich nun erst anfangen müsste. „Diese Studien“, sagt er, „sind das Resultat strenger Prüfung, und werden deshalb, auch wo sie im Einzelnen irrten, zur nützlichen Anleitung dienen. Werth lege ich nur auf die gewonnenen Facta, und wenig auf die Folgerungen, und es ist keineswegs die Absicht, irgend eine Theorie damit leichtfertig aufzubauen u. s. w.“ Auch hier zeugt der dem Titel der grösseren Abhandlung aufgeschriebene Sinnspruch „das Wissen wird im Suchen sich entfalten,“ wie einfach dieser Forscher stets nur auf Thatsachen zu bauen bemüht war.

---

1) Observatiunculae de sanguinis globulorum usu etc. Berlin 1833. — Beobachtungen einer auffallenden bisher unbekannten Structur des Seelenorgans bei Menschen und Thieren 1833, Abhdl. der Akd. 1836.

In diese Zeit fällt ferner die Aufarbeitung seiner Beobachtungen an *Quallen* und andern *Strahlthieren*, die er im Rothen Meer begonnen und später an der Ostsee fortgesetzt hatte, und wozu die Leucht-Erscheinungen an vielen derselben neuen Reiz gegeben hatten. Er gelangt zu genauer Erkenntniss aller ihrer organischen Systeme und entdeckt zumal ihre feinen Sinnesorgane. Er gelangte schliesslich damit zu einer besonders ausführlichen und noch für die heutige Kenntniss fundamentalen nur in wenigen Punkten übertroffenen Darstellung der gemeinsten *Medusen*-Art unserer deutschen Meeresküsten, und öffnete damit auch auf diesem Gebiete eine neue Bahn[1]). In ähnlicher Weise beobachtete er die mikroskopische Organisation der Arm-Polypen (*Hydra*)[2]) und berichtet darüber. Er legt ihre anatomischen Verhältnisse dar und lehrt ihre Eier zusammt den übrigen sexuellen Organen und Vermehrungs-Vorgängen kennen. Auch fand er ihre den Fangapparat vervollständigenden Nessel-Organe, vergriff sich indessen, wohl durch abgerissene Theile irre geführt, in der Auffassung ihrer natürlichen Lage. — Somit hatte er auch diese Grenzgebiete für die genauere Erkenntniss zuerst aufgeklärt.

Demnach sah er sich veranlasst, einen diesen Dingen fern liegenden Gegenstand, der indess unterwegs seine lebhafte Theilnahme gefunden hatte, wieder aufzunehmen. Es waren die *Affenarten*, welche in mannigfacher Bedeutsamkeit auf den ägyptischen Denkmälern abgebildet auftraten, und über die er sowohl in naturhistorischem als in archäologischem Sinne seine Erfahrungen und Ansichten zusammenstellte. Eine kürzere Mittheilung über die Affenarten der besuchten Ländergebiete war schon 1829 vorangegangen. Nunmehr hebt er besonders die *„hundsköpfigen Affen“* der Nilländer

1) Ueber die Akalephen und Echinodermen, Müllers Archiv für Physiologie 1834. — Die Akalephen des rothen Meeres und die Organisation der Medusen der Ostsee, Abhdl. der Berl. Akd. 1835

2) Ueber fossile Infusorien, Abhdl. d. Berl. Akd. 1836.

hervor[1]), und giebt vielfache Aufschlüsse über die affenähnlichen Götterbilder der alten Aegypter. Er erläutert daraus den Ursprung gewisser Trachten derselben und weist hierbei auf die bei jenen herrschende eigne Descendenz-Theorie hin, nach welcher gewisse Affen als gelehrtere, und zwar schriftkundige Vorfahren verehrt wurden. Er durchschaut wie man sich wissenschaftlich zu solcher Ansicht könnte in anderem Sinne — weniger respectvoll — verleiten lassen, weicht der Gefahr selbst aber mit Bewusstsein aus[2]).

Während aller dieser wissenschaftlichen Feldzüge in die verschiedensten Gegenden des zu unterwerfenden Gebietes der organischen Natur hatte sich in Ehrenberg eine systematische Gesammtanschauung ausgestaltet, wie sich dies in umfassenderen Geistern zu ereignen pflegt. Er hielt es für nützlich, diese in vorläufiger kurzer Fassung zum Ausdruck zu bringen[3]). Er gab deshalb in Form einer Tafel eine Uebersicht seines zoologischen Systems, durch eine kurze Angabe der Charaktere erläutert. Nicht lange vorher war G. Cuvier mit seinem Thier-System hervorgetreten, und hatte damit für die systematische Zoologie ein ganz neues

---

1) Beobachtungen über die Affenarten im Sennaar, Cordofan und Arabien. Abhdl. der Gesellsch. Naturforsch. Freunde, Berlin 1829. — Ueber den Cynocephalus der Aegypter u. s. w. Abhdl. der Berliner Akd. 1833.

2) Er schreibt hierüber an Martius die sehr bemerkenswerthen Worte: .... „über den Cynocephalus stellt sich ein merkwürdiges Resultat heraus, welches fest genug zu stehen scheint, und einem leichtsinnigen Schriftsteller wohl Stoff genug zum Nachdenken darüber geben könnte, ob dies nicht historische Fingerzeige einer Entwicklung des Menschen aus dem Affen wären, deren Spuren in Indien und Aegypten offen lägen. Ich sehe bloss einen, aber einen sehr interessanten Affen-Cultus darin“ u. s. w. (1834).

3) Naturreich des Menschen oder Reich der willensfreien beseelten Naturkörper in 29 Klassen in Wiegmanns Archiv für Naturgeschichte 1835.

Forschungs-Fundament geschaffen. Von der zu dürftigen obgleich ihrerzeit treffenden Linnéischen Klassenbildung ablassend, hatte er ein complicirteres Gebäude aufgeführt. Dies stand wesentlich auf vergleichend anatomischer Grundlage, und lieferte desshalb im Ganzen sehr natürliche Abtheilungen und Abstufungen. Mit Cuvier nun stimmte Ehrenberg in dem Princip der anatomischen Motive als der vorwiegend wichtigsten überein. Während aber Cuvier in seinem System die allmähliche Vereinfachung des Organismus der Thierwelt zum Ausdruck zu bringen suchte, so wich hierin Ehrenberg principiell von ihm ab. Er hielt vielmehr daran fest, dass alle Thiere aller organischen Systeme auch thatsächlich theilhaftig seien, welche der thierischen Natur überhaupt zukommen. Statt in der Complication der körperlichen Gliederung suchte er vielmehr die Vorzüge unter diesen Organismen wesentlich nur auf psychischem Gebiet. Er fand die Darstellung derselben einerseits in dem Bau des Nervensystems, als des Seelenorgans, andrerseits in dem Ebenmaass und Gleichgewicht, das sich in der Entwicklung der verschiedenen organischen Systeme neben einander darstellt. So drängte sich ihm die hierin unübersteigliche Kluft zwischen der Begabung von Menschen und Thieren vor Allem auf. Jene sind mit Entwicklungsfähigkeit als Gattung, diese mit solcher nur innerhalb der beschränkten Einzelwesenheit ausgestattet. Beide bilden daher die zwei einander nebengeordneten Hauptabtheilungen des Systems als Kreis der Völker und Kreis der Thiere. Und er nennt das Ganze eben Natursystem des Menschen, in so fern es in diesem gegen alle anderen allein bevorzugten Typus gipfelt. Und wer mag bestreiten, dass, wenn es auf Wägung der ganzen Natur der Erdbewohner ankommt und nicht bloss ihrer stofflich-mechanischen Ausrüstung; Ehrenberg hiermit den Gegensatz in seiner Wesenheit getroffen hat? Jedenfalls hat er ihn richtiger gefasst, als die Naturkundigen, welche im Menschen nur eine den anderen gleichwerthige Gattung und Art der Säugethierklasse oder wohl gar nur eine beliebige Variations-Form, die dem Zufall und der Natur-Wahlzucht ihre zwecklose Entstehung schuldet, erblicken mögen. Wie er Mensch und Thier durch den Unterschied der psychischen Begabung weit getrennt sieht, so gesteht er andrerseits wie gesagt, eine wesentlich unterschiedliche psychische Vollkommenheit verschiedener Thiere nicht zu, und hebt oft hervor, dass er die Lebensäusserungen der kleinsten Thiere denen der grössten im Ganzen gleich schätzen müsse. Andrerseits aber betont er auch wiederholt den ebenso bedeutenden Vorrang, den in dieser Begabung die gesammten Thiere vor den Pflanzen haben, und vermag deshalb auch zwischen diesen nur eine unausfüllbare Kluft des Unterschiedes anzunehmen.

Im Kreis der Thiere legt Ehrenberg alsdann den grösseren Werth auf Existenz eines regulären Rückenmarkes, als auf die des Knochengerüstes. Er erhebt die physische Eigenschaft der Sorge für die Jungen zum Unterschied der grösseren Gruppen (Familien-Thiere, Einzelthiere) und nimmt dann zuvörderst auf das feinste Ernährungs-Geräth, den Circulations-Apparat des Blutes Rücksicht. Dann erst spielen Gliederung und übrige organische Systeme ihre Rolle. Nun sucht er auf allen Hauptstufen die Formen nach dem in dem ganzen Körperbau sich zeigenden architektonischen Plan, dem sogenannten Typus, zusammen, und lässt sich dem gegenüber von keinerlei arithmetischem Gleichmaass zur Zahl der Klassen und Unterabtheilungen verleiten, wie Viele vor ihm. In diesem Herausgreifen des wichtigsten organischen Systems als Haupt-Eintheilungsgrund und in diesem Streben, die wahren Typen-Verwandtschaften zusammenzustellen, liegen wesentliche Fortschritte seines Systems, welche ihren bleibenden Werth behalten, wenn wir gleich heute durch 40-jähriges fleissiges Weiterarbeiten, durch vielseitige Erforschungen des Baues und der Entwicklung aller dieser Typen zu mancher abweichenden Anschauung haben kommen müssen, und dabei die Ehrenbergische Ansicht der durchweg gleichen Werthigkeit aller thierischen Organisations-Formen und der unvermittelt verschiedenen der pflanzlichen nicht mehr zuzustimmen vermögen. Heute ist immerhin das typische System das allein noch angestrebte. Fertig ist das Natursystem noch lange nicht, wird es vielleicht nie. Der Werth jedes zeitlichen Ausdruckes desselben liegt darin, ob es die Stufe der jeweiligen Erkenntniss in möglichst vollem Maasse zur Anschauung gebracht hat. Und dass es dies hat, macht auch den Werth von Ehrenbergs System aus.

Inzwischen hatte sich dem Späherblick Ehrenbergs, der, wie gesagt, stets gleichzeitig auch auf die kleinste Welt gerichtet blieb, ein neuer Weg erschlossen, der ihn nun in kurzen Schritten in das Gebiet der Entdeckungen führte, welchem er in der Folge die reichste Ausbeute und den überraschendsten Einblick in die Organoplastik imposantesten Styles verdankt. Es war wohl im Jahre 1836, dass Ehrenberg zuerst darauf aufmerksam wurde, dass ein im Handel vorkommender böhmischer sogenannter *Polirschiefer* fast ganz aus den Kieselpanzern mikroskopischer Organismen zusammengesetzt war. Ein Fabrik-Besitzer Christian Fischer zu Carlsbad in Böhmen hatte ihm eine Probe einer Art *Kieselguhr* aus einem Torfmoore bei Franzensbad mit dem Bemerken übersandt, dass diese fast ganz aus Kieselpanzern von Infusorien bestehe. Ehrenberg fand dies bestätigt und kam nun darauf, ähnliche Kieselguhre des K. Mineralien-Cabinets, und zwar zunächst die von Klaproth untersuchten Vorkommnisse dieser Art aus Isle de France und S. Fiore in Toscana zu prüfen. Dann wandte er sich käuflichen *Trippel*-Formen und *Bergmehlen* verschiedener Fundorte zu, endlich den festeren Polirschiefern, von dem ihm besonders aus Jastraba in Ungarn interessante Proben zugingen. Alle zeigten, dass sie aus theils unversehrten und bestimmbaren Kieselpanzern, theils formlosen daraus entstandenen Kieselmassen bestehen. Dies fesselte seine Aufmerksamkeit nun ganz besonders. Bald mehrten sich die Funde von Gesteinen und Erden verschiedenen Alters, welche sich als Grabstätten vorweltlicher allerkleinster Organismen erwiesen, und in ihrer Mächtigkeit die staunenswertheste Menge dieser Geschöpfe bargen. Jede bis dahin gefasste Vorstellung von den Zahlengrenzen der organischen Existenzen wurde von dem, was sich hier der Beobachtung und Abschätzung ohne Weiteres bot, maasslos übertroffen. Ganze Gebirgsmassen zeigten sich von Thierleibern oder besser den Hüllen derselben erbaut, deren Einzelgrösse so gering war, dass schon zur Erfüllung eines Kubikzolles 40 Tausend Millionen erforderlich sind. Wenn Ehrenberg sich und der gelehrten Mitwelt schon früher das Vergnügen gemacht hatte, durch vereinzelte Züchtung lebendiger Infusorien in kleinen Glasröhrchen, aus deren Vermehrungsfähigkeit zu berechnen, in wie kurzer Zeit ein Mutterthier es zu Millionen von Nachkommen bringen könnte, so fand er nunmehr seine Voraussetzung in allergrösstem Maassstabe über Erwarten bestätigt. Besonders lehrhaft erwiesen sich aber diese leichten weissen Erden, die unter dem Namen des Trippels oder Kieselguhrs hier und da im Flachlande in grossen Lagern zu finden sind, durch die überraschende Thatsache des sichtlichen Fortbildens fossiler Ablagerungen durch Generationen von noch lebenden Geschöpfen. Hier fanden sich Formen besonders aus der Familie der *Bacillariaceen* oder Stabthierchen, welche in ungeheuren Massen abgestorbener Individuen den Untergrund bildeten, während die Schichten oberhalb je näher zu Tage, desto mehr lebende Individuen der nämlichen Arten enthielten, und endlich oben fast Alles lebendig war und sich munter bewegte. Da lag denn nun in der That ein Stück Geschichte der Erdrinde unmittelbar vor Augen. Unten die Leichname der Urahnen, der Erbauer derselben, in unaussprechbaren Zahlen übereinandergehäuft, oben die Geschlechter, die Kindeskinder, noch in voller Lebensthätigkeit. Auf wasserdurchtränktem Boden war der Bau vor Jahrhunderten oder Jahrtausenden begonnen, Schicht auf Schicht durch den Druck verhärtet und bis zu den Urenkeln, die im Schlamme eben immer noch weiter arbeiteten, fortgeführt. In der Dicke eines Messerrückens oder gar nur eines Papierblattes regtén sich geschäftig die lebendigen auf den oft mehrere Klafter mächtig übereinander geschichteten Resten ihrer Vorfahren. Was oben noch Process ist, wurde unten vollendetes Product. Dadurch wurden alle ähnlichen Vorkommnisse in ihrer Entstehung durchsichtig und verständlich.

Diese Entdeckung wurde nun in gleicher Weise wichtig für Ehrenbergs Thätigkeit, wie es die Beobachtungen des Baues an den lebendigen Infusorien geworden waren. Ja sie bedingte einen entschiedenen Wendepunkt seiner Arbeitsrichtung. Je länger desto mehr wandte er sich auf dieses Forschungs-Gebiet und wurde sich klar darüber, dass und wie er hiernach sich die Aufgabe für sein ferneres Leben einerseits auszudehnen, andrerseits abzugrenzen habe.

Zunächst war eine Nebenfolge dieser Erkundung, dass Ehrenberg für seine jetzige Heimathstadt der populäre Mann wurde. Denn bald fand er, dass ganze grosse Oertlichkeiten des Berliner Baugrundes selbst aus solchen Anhäufungen organischer Geschöpfe und ihrer Reste beständen. Sie bildeten weithin einen durchaus unzuverlässigen, überall hin in leichter Plasticität ausweichenden Boden, der ohne Gefahr nicht bebaut werden konnte. Und so bemächtigte sich dieses Verdicts der bekannte Berliner Volkswitz, und pries Ehrenbergs warnende Stimme. Denn wie dieselbe alsbald dadurch ihre Bestätigung fand, dass einige der auf dem unsicheren Grund schon gebauten Häuser gewaltige Risse erhielten und schief zu stehen kamen, so — sagt man — hätten ja auch die leichtfertigen kleinen Geschöpfe nicht allein durch ihre Bewegungen die Häuser gänzlich zu Fall bringen, sondern wohl gar eines Tages mit einer ganzen auf ihrem treulosen Rücken erbauten Strasse der Kgl. Residenz auf und davon kriechen können. Abgesehen von diesem Scherz, gegen dessen zum Theil ernste Auffassung Ehrenberg sich sogar selber wieder beruhigend aussprechen musste, gewann in der That die Ehrenbergische Entdeckung eine grosse praktische Bedeutung, da er an der kleinsten Probe überall die Natur solchen Grundes erkennen konnte. Dass derselbe ausser seiner Nachgiebigkeit beim Drucke auch in sanitätlicher Hinsicht zu fürchten sei, war aus seinem reichen Gehalt von Fäulniss-Stoffen ohne Weiteres klar. Es wurde mithin von Ehrenberg aus diesen Beobachtungen die Schädlichkeit mancher Brunnen der Hauptstadt erwiesen und Unheil verhütet, was besonders während der wiederkehrenden Epidemien der damaligen Zeit grössere Bedeutung gewann.

Inzwischen hatten die Formen der „*Biolithe*“, wie Ehrenberg die Erd- und Gesteins-Präparate aus Kieselpanzern treffend nennt, sich auch auf *Feuersteine* und *Opale*, zumal die sogenannten *Halbopale* ausgedehnt, und neben den allerkleinsten Organismen hatten sich auch Theile grösserer darin gefunden. Alle wasserbürtigen Kiesel-Gebilde liessen dieselben erkennen.

Während sich so die Fundorte fossiler kieselschaliger Infusorien schnell mehrten, und dadurch für diese Abtheilung derselben ein gewaltiger, bisher nicht geahnter Einfluss auf den Ausbau der festen Erdrinde kund geworden war, trat nun eine zweite nicht minder wichtige und überraschende Arbeitsgenossenschaft aus verwandtem Gebiet herzu.

Die Schreibkreide war es zunächst, von der Ehrenberg ermittelte, dass sie zum grossen Theil aus noch erkennbaren Thiergehäusen zusammengesetzt sei. Dieselbe gab also nun den Schlüssel zur Erkenntniss des organischen Ursprungs auch vieler der mächtigsten Ablagerungen aus

Kalkgesteinen her. Hier waren es nun die kalkigen Schalen der *Polythalamien*, welche sich seinem Blicke neben den längst bekannten Resten grösserer Schalthiere zeigten. Bald wuchs auch hier die Zahl übereinstimmender Funde. Viele für rein anorganisch gehaltene Kalkflötze verriethen, dass sie von lebenden Geschöpfen erbaut, oder besser von den Ueberresten gelebt habender Wesen zusammengeschichtet seien. Auch theils aus Kieselpanzern, theils aus Kalkgehäusen gehäufte Erd- und Felsmassen wurden dann als interessante Mischlinge aufgefunden. Die allergrösste Freude aber empfand Ehrenberg, als er im Jahr 1839 und 1840 aus der Ost- und Nordsee noch lebendige Arten der in der Kreide fossil gefundenen *Polythalamien* und *Bacillarien* entdeckte. Damit war für seine Anschauungen dieser durch alle Zeiten wirkungsreichen kleinen organischen Baumeister ein neuer bedeutender Beleg festgestellt.

Der Ruf Ehrenbergs des Mikroskopikers hatte inzwischen schon den des Reisenden überflügelt. Die Entdeckungen am Mikroskopirtisch waren längst viel grösser geworden, als die vom Ufer des Nils und des Rothen Meeres. Und als nun diese seine neuen Mittheilungen über fossile Infusorien und ihre grossartigen Erzeugnisse bekannt wurden, flossen ihm von den verschiedensten Gegenden her immer reichlichere Forschungs-Objecte zu. Dieselben verhalfen ihm zu immer neuen Entdeckungen und immer abgerundeteren Folgerungen. Und dadurch wuchs denn zumal diese Forschungs-Arbeit bis ans Ende seiner Tage fort und gab immer grössere Resultate. Auch fehlt dieser neuen Seite der Entdeckungen wiederum die populäre Glorie nicht. Denn nicht allein war alsbald jeder Schulmeister in der Lage seinen Schülern das Wunder mitzutheilen, dass die Kreidestriche auf der schwarzen Schultafel grossentheils aus Tausenden und aber Tausenden von allerkleinsten Thiergehäusen beständen, und an den weissgetünchten Wänden noch viel unglaublichere Zahlen derselben hafteten. Jedem Zweifler könne man, so schreibt er selbst humoristisch an Kunze, mit einem Kreidestrich viele Tausende solcher Thierchen als Zeugen der Wahrheit auf den Rücken schreiben. Es trug auch nun jeder Berliner oder sonstige Gentleman in seiner Tasche unzählbare Mengen solcher Gebilde im Schlemmkreide-Ueberzug seiner Visitenkarten herum. Ja die überaus strebsame Gesellschaft der wissenschaftlichen Kleinkrämer, welche die Brosamen von der Reichen Tisch ihrem Publikum als wissenschaftliche Leckerbissen aufzutragen verstehen, säumten nicht, mikroskopisirte Visitenkarten nachzubilden und Jedermann geläufig zu machen. Der ernsthaft wissenschaftlichen Anschauung jedoch boten die Thatsachen, dass so viele bisher todte Formations-Glieder der Kruste unseres Planeten nun auch eines belebten Ursprungs überführt waren, eine ganz neue Perspective. Sie leiteten viele unbestimmte Vermuthungen nun auf sichere Bahn. Die todten Formen liessen sich mit lebenden vergleichen, die Charaktere von Land- und Wasser-Bewohnern, von Salz- und Süsswasser-Arten wurden mit Sicherheit erkennbar, und warfen ein unerwartetes Licht auf den Ursprung und die Bildung vieler Flötzschichten der ältesten Zeiten.

Gleich in die nächsten Jahre fielen die Beobachtungen, welche Ehrenberg lehrten, dass der solchen „Infusorien-Lagern“ beigemischte starke Gehalt organischer Substanzen denselben noch eine besondere Bedeutsamkeit verleiht. Es hatte sich nach und nach zumal in den Mündungen und Delta-Bildungen der grossen Flüsse, der fruchtbare Schlamm oder Schlick, der darin abgelagert war, als vorzugsweise mit Resten mikroskopischer Organismen erfüllt gezeigt und aus allen Gegenden der Erde sammelten sich zahlreiche Belege hierfür. Diese organischen Bestandtheile des Fluss-Schlammes liessen nun feststellen, dass von den kleinsten Seebewohnern viele die Fähigkeit haben, meilenweit hinauf, — soweit der Rückstau des Wassers durch die

Fluth reicht, — in die Ströme zu dringen, und dort lebendig zu bleiben. Soweit sich innerhalb und vor den Flussmündungen im Meer draussen die süssen und salzigen Wässer zum brakigen Gemisch vereinigen, vermengen sich auch ihre beiderlei Bewohner bis zu gewissem Maass. Zugleich erhellte hieraus die grosse Fruchtbarkeit von solcherlei Schlick-Absätzen der verschiedensten Gegenden, zumal der Alluvionen und Delta-Bildungen noch deutlicher, als aus ihrem Gehalt an Resten grösserer Organismen.

Daran knüpften sich unmittelbar eine Reihe von Untersuchungen solcher Erden, welche seltsam genug in den verschiedensten Ländern von Menschen aller Stämme und Bildungsgrade als Nahrungsmittel oder doch Mittel zur theilweisen Befriedigung der Esslust genossen werden. Seit den ältesten Zeiten sind solche Gebräuche bekannt, und selbst die Römer mischten eine Bimsteinerde in ihre „Alica“. An Humboldts Besprechung dieser Verhältnisse anknüpfend, hat Ehrenberg dieselben dann der ausführlichsten Analyse unterworfen, die essbaren Erden aller Länder untersucht, und in allen sehr zahlreiche Beimengungen mikroskopischer Organismen gefunden. Dadurch waren sie dann als nicht durchaus nährstofflos dargethan und Hallers Urtheilsspruch „fossilia non alunt“ in seiner Geltung beschränkt. So zogen nun gleichzeitig diese so verschiedenen geognostischen Vorkommnisse Ehrenbergs Aufmerksamkeit auf sich, und erwiesen sich für Wissenschaft und Leben gleich bedeutsam.

Aber auch die Technik fand, wie die Gesundheitskunde der menschlichen Wohnungen, ihre Rechnung. So gewann z. B. die Architektur ausser den ebengenannten Warnungen eine plastische Novität. Denn Ehrenberg war darauf aufmerksam geworden, dass gewisse Bauwerke des Alterthums und Mittelalters aus ungewöhnlich leichten Ziegeln erbaut waren, welche an die natürlichen Bauwerke aus Bergmehl und Kieselguhr erinnerten. Die Untersuchung derselben ergab richtig, dass sie aus diesen Materialien gebrannt waren. Auch die Sophien-Kirche zu Constantinopel besitzt ein Gewölbe aus solchen leichten Steinen. Ein Versuch in der Berliner Porzellanfabrik (1842) lieferte in der That aus dem Baggerschlamm des Hafens von Wismar und der Ostseeküste ähnliche Bausteine, die bei grosser Festigkeit eine ganz besonders geringe specifische Schwere besassen[1]. Sie wurden selbst 8—10 mal leichter hergestellt als solche aus gewöhnlichem Thon. Auch gelangten dieselben seitdem zur Anwendung für ein interessantes Probestück. Das Gewölbe der östlichen Kuppel des damals im Bau begriffenen Berliner Museums wurde von dergleichen organogenen Ziegeln errichtet, und erwies deren Brauchbarkeit vollkommen. Ob sie darauf noch weitere Verwendung gefunden haben, ist dem Verfasser dieses nicht bekannt geworden.

Die wiederholt durch Europa gehenden Cholera-Epidemien zogen Ehrenbergs Aufmerksamkeit auch auf diese Erscheinung. Seine Beobachtungen der Pest in Aegypten hatten ihn schon zu früheren Mittheilungen und zu Vorschlägen, solchen Verheerungszügen entgegen zu wirken, veranlasst. Nun fasste er die Hypothese über ihre Verbreitungsmittel schärfer ins Auge. Es ward untersucht, was sich etwa durch die Luft mittelst organischer Theilchen oder ganzer Organismen mittheilen könnte. Die Beobachtungen führten zu sicheren Resultaten nicht, erwiesen aber, dass zahlreiche Organismen in lebendigem Zustand vom Winde transportirt werden, und, in günstige Lage gebracht, ihre Lebensthätigkeit wieder aufnehmen können. Aber keines davon gab Ursache zu dem Verdacht, dass es den Ansteckungsstoff umherschleppe, noch konnte es gar dieses Verbrechens überführt werden. Linné schon hatte sich

1) Humboldt nannte sie scherzhaft „die mit Bewusstsein schwimmenden Ziegelsteine".

hinreissen lassen, ein solches mikroskopisches Luft-Ungeheuer hypothetisch in sein System aufzunehmen und mit dem Namen „*Furia infernalis*“ zu brandmarken. Ehrenberg musste es einstweilen streichen. Auch Meyens vermeintliche Luftalge, „*Aërophytum tropicum*“ konnte er nicht anerkennen. Es war aber damit diese Frage, in wie weit eben lebende Wesen die Contagien durch die Luft verbreiten können, in die Wissenschaft eingeführt, um bis heut eine immer grössere Bedeutsamkeit zu gewinnen.

Dabei war dann Ehrenberg wieder nach zwei neuen Richtungen hin zu neuen Beobachtungen angeregt. Einerseits zur Erkundung der Gesammtheit organischer Existenzen im Luftkreis, andererseits zur Feststellung der Lebenszähigkeit und Lebensfähigkeit derjenigen kleinen Geschöpfe, die längere Luftreisen gemacht haben, ob ihre Heimath gleich das Wasser oder der Schlamm ist. Beides brachte Sonderbarkeiten genug zu Tage. In Dachrinnen, im Moose, an hohen Baumstämmen, an mancherlei andern Orten fanden sich fröhlich lebende Geschöpfchen, die dorthin nur durch den Wind geworfen sein konnten. Die seltsamen *Bärenthierchen* führten als Vornehmste den Reigen dieser Gesellschaft, zu deren Aristokratie auch ansehnliche *Räderthierchen* gehörten. Von manchen liess sich wahrscheinlich machen, dass sie lange Zeit in trockenem Zustand liegend als eigentlich wasserbedürftig nur ein latentes Leben haben führen können. Die Beimischungen an Pflanzentheilen, deren Lufttransport ausser Zweifel war, wie Pollenkörnchen und dergleichen bestätigte die Erklärung solcher Funde.

War nun einmal solcher Luftverkehr ausser Frage gestellt, so musste es Ehrenbergs Aufmerksamkeit gewaltig fesseln, wenn statt der alltäglichen Spenden der Atmosphäre an Regen, Schnee und dergleichen, oder zugleich mit denselben, hier und da einmal ganz andere Dinge niederfielen. Blut und Staubregen waren als Schrecken und Staunen erregende Phänomene seit ältesten Zeiten in Chroniken und Annalen aller Länder verzeichnet. Auch hatte Ehrenberg schon in den Nilländern und in Sibirien Wässer, die durch mikroskopische Organismen blutroth gefärbt waren, gesehen, und ausser der mikroskopischen Alge, die dem Rothen Meer die Farbe und den Namen gegeben hat (*Trichodesmium erytraeum*), Arten von *Euglenen* und *Astasien*, *Sphaeropleen*, u. s. w. als solche Blut-Wesen im Jahre 1830 beschrieben [1]). Endlich 1846 gelangte nach mancherlei älteren Proben ein frischer Fall von Blut-Regen und Staub von Genua und Chambery, ein anderer von Lyon und ein dritter Fall 1847 von rothem Schnee aus dem Pusterthal mit gleichzeitigem Blutregen von Chambery in seine Hände. Alsbald waren hier neben mineralischen zahlreiche organische Körper, ganze sowohl wie Bruchtheile davon ausser Zweifel gesetzt. Bald reihte sich Fall an Fall, und besonders die vom Passat-Wind herbeigeführten ungemein ausgiebigen Staub-Meteore lieferten die besten wissenschaftlichen Testobjecte. Denn es konnten so häufig und regelrecht wiederkehrende Phänomene, wie die, des allen Schiffen, die öfter die Linie gekreuzt hatten, bekannten Passat-Staubes nicht bloss als Seltsamkeiten angestaunt werden. Vielmehr musste sich Ehrenbergs wesentlich combinativem und auf den allgemeinen Causalitäts-Verband gerichtetem Sinn bald die Frage in den Vordergrund schieben, wo diese reiche Aëronauten Gesellschaft denn ihre Wiege gehabt habe. Ueberall her schon waren inzwischen seiner mikroskopischen Clientel so viele neue Mitglieder zugegangen, dass er an die Lösung auch dieses Räthsels nun mit ausreichenden Mitteln herantreten konnte. Die früher häufig genug in Süd-Europa, namentlich südlich des Alpenstockes gefallenen, oft auf dem Eilzuge des Sirocco herangefahrenen röthlichen Staubregen hatte man nach ihrem Aussehen zu taxiren gesucht.

1) Die erste deutsche *Euglena sanguinea* erhielt Ehrenberg von Göppert aus der Gegend von Breslau. Dann fand er sie auch bei Berlin.

Man war aber über die Hypothese, dass sie aus dem grossen Sandmagazin der Sahara stammten, kaum hinaus gekommen. Ehrenberg wies nun nach, dass diese schon nach der Farbe des Staubes unwahrscheinliche Annahme nach ihrem organischen Gehalt ganz unhaltbar werde. Diese Sirocco-Reisenden erwiesen sich lediglich als Landsleute der Passat-Fahrer. Und die ganze Menge dieser Einwanderungen wurden grossentheils auf Amerika zurückgeführt, als ob dieser Erdtheil wenigstens in kleinster organischer Münze das an Europa zurückzahlen wollte, was es als Zuschuss zum menschlichen Bevölkerungs-Capital bisher von hier erhalten hatte. Gleichzeitig aber waren diese Staub-Meteore in der Mischung ihrer organischen Formen auffallend übereinstimmend, und viele derselben trugen die Spuren des Lebendigseins. Dies und manches Andere machte es schon damals Ehrenberg wahrscheinlich, dass nach und nach vom Erdboden aufgehobene grosse Massen theils organischen Staubes in gewissen hohen dunsterfüllten Schichten des Luftkreises sich wohl sehr lange aufhalten mögen. Durch Winde vielfach untereinander gewirbelt, bleiben diese dann fast gleichartigen Gemenge zum Theil lebendig, bis sie dann hier oder dort zu Falle kommen.

So waren Ehrenbergs Forschungen nunmehr in die Tiefe der Erdrinde hinab, und aufwärts zu ungemessener Höhe des Luftkreises gedrungen. Ueberall hatte er sich alsbald in vertrautem Formenkreis seiner wissenschaftlichen Hintersassen heimisch gefühlt, dieselben einzeln recognoscirt, und mit leichter Mühe die Allseitigkeit ihres Wirkens als gesetzliche Einheit höherer Ordnung selbst zu verstehen und andern verständlich zu machen gewusst.

Während sich die Beobachtungen gefärbter Staub-Meteore trockner Beschaffenheit für sich zu noch weiter gehenden organo-geographischen Schlüssen vervollständigten, erwiesen sie sich dem eben erwähnten Blutregen als nah verschwisterte Phänomene. Auf die ersten roth gefärbten Regenwasser von Genua und Lyon folgten ebenfalls bald andere von sehr verschiedener Färbung, die doch im Wesentlichen immer wieder ähnliche Zusammensetzung aus anorganischen und organischen Bestandtheilen erkennen liessen. Dieselben gaben ihnen gemeinschaftlich die Färbung und wiesen sie bald dem Passat-Meteorstaub bald als lokale Erzeugnisse anderen Geburtsstätten zu. Wie gewöhnlich, so hatte Ehrenberg auch hier die Mühe nicht gescheut, alle auf die Erscheinung blutigen Regens, Wassers, Staubes hinweisenden historischen Angaben mit möglichster Genauigkeit zu sammeln, und beginnt dieselben wohl nicht mit Unrecht mit den Nachrichten, die von Moses (1500 v. Chr.), Homer (950 v. Chr., Ilias XI. v. 52—54), Elisa (c. 910 v. Chr.), Livius (710) u. s. w. auf uns gelangt sind, zu denen er später noch eine chinesische Nachricht des Macgowan (1154 v. Chr.) und eine von Jesaias (730) fügt [1]).

Hatten damit die blutigen Regenschauer und Quellen das Recht eingebüsst, als bedeutungsvolle Schrecknisse aufzutreten, so harrte noch eine andere Reihe von mysteriösen Erscheinungen, welche die Gemüther der Menschen wiederholt nicht minder tief erschüttert hatten, der wissenschaftlichen Entschleierung. Das ganze Mittelalter hindurch findet man Erzählungen von frisch blutenden Hostien. Zu den entsetzlichsten Scenen religiösen Wahnwitzes hatten dieselben geführt, und Unschuldige mit dem Verdacht der Tempelschändung behaftet und grausamen Strafen preisgegeben. Zu Priesterkunststücken mancherlei Art haben sie vortreffliche Gelegenheit geboten. Ehrenberg bekam zuerst im Jahre 1848 bei Gelegenheit eines Cholera-Todesfalles diese Wunder-Erscheinung zu Gesicht, und fand, dass die durchaus blutähnlich aussehende Masse unter dem Mi-

1) Berl. Akad. Monatsber. 1847. Forts. bis 1869; Abhandl. 1871.

kroskop sich in zahllose sehr kleine bewegliche roth gefärbte *Monaden* auflöste. Den von ihm umgrenzten Gattungsbegriffen nach, wies er ihr als *Monas prodigiosa, Wunder-* oder *Purpur-Monade,* ihren systematischen Ort an. Er fand, dass diese in gesellschaftlichen Massen zusammenlebenden Organismen sich auf Brod, gekochten Kartoffeln und Reis oder ähnlichen Amyloid-Präparaten leicht erziehen und durch Uebertragung auf andere Stücke fortpflanzen liessen. Bei vorsichtiger Behandlung gelang dies wochenlang hinter einander. Aus der kleinsten Menge entstanden in einer Nacht in der That Staunen erregende Blut-Massen, und es war klar, dass solche Erscheinung auf den Unkundigen eine grosse und unberechenbare Wirkung ausüben konnte. Künstlich durch heimliche Infection auf einem zur Hostie geweihten Gebäck hervorgerufen konnte dieselbe eine abergläubische Menge zu beliebiger Unthat fanatisiren oder zu gläubigster Anbetung begeistern. Ehrenberg brachte nun von dieser Zeit an die Nachrichten über eine Menge von Fällen zusammen [1]), deren theils beabsichtigtes, theils zufälliges Auftreten sich auf die gleiche Ursache zurückführen liess. Die ältesten schienen die von Livius aus dem Pest-Jahr 332 v. Chr. und die in Curtius erwähnte Erscheinung blutigen Brotes bei der Belagerung von Tyrus durch Alexander zu sein [2]). Niemals ist dies seltsame Geschöpf gleichzeitig in grösserer Anzahl von Einzelfällen aufgetreten. Da von einer spontanen Erzeugung dieser Monade so wenig wie bei anderen die Rede sein kann, so blieb und bleibt noch immer das plötzliche und sporadische Erscheinen derselben auffallend. Nun aber

1) Monatsbericht 1848 u. s. w.

2) Später wurde Ehrenberg noch von Ferd. Cohn darauf aufmerksam gemacht, dass die Erscheinung schon den Pythagoräern bekannt gewesen zu sein scheine, und vielleicht Grund zum Verbot des Bohnengenusses bei ihnen gewesen sei (Monatsber. 1850).

glauben wir mit einer gewissen Wahrscheinlichkeit von anderen ähnlichen Formen, wie sie jetzt unter dem Sammelnamen der *Bacterien* zusammengefasst zu werden pflegen, annehmen zu dürfen, dass sie die Erreger von Fäulniss und die Herumträger von Ansteckungs-Stoffen sind. Da diese aber zum Theil ebenso zerstreut vorkommen, wie jene Blut-Monaden, so erregt das räthselhafte Auftreten derselben geringeres Bedenken. So hatte Ehrenbergs Mikroskop noch ein vermeintliches Wunder aus der Welt geschafft, und einem besonders verhängnissvollen Aberglauben den Boden entzogen. Zugleich hatte er den ersten Fall deutlicher Beziehung bacterienartiger Monaden mit einem Zersetzungs-Vorgang organischer Substanz bestimmt festgestellt, dieselben als einheitliche, wenn auch noch so zerstreut auftretende Art erkannt, und dadurch auch zu den heutigen Forschungen auf diesem Gebiet den ersten sicheren Grundstein gelegt.

Es reihten sich endlich an diese, man darf sagen über das mikroskopische Interesse hinaus ins sittliche Gebiet eingreifenden Forschungen abermals neue Entdeckungzüge zu anderen Grenzgebieten. Die Gletscher- und Firnmassen der Hoch-Alpen und der hohe Norden stellten ihr Contingent „kleinsten Lebens". Unter diesen befand sich als Seitenstück der Blut- oder Purpurmonade die ähnliche, welche den Schnee oft auf weite Strecken roth färbt. Und zuletzt war es der Meeresgrund, dessen ungeahnte Tiefe durch englische und amerikanische Peilungen in verschiedenen Meeren ermittelt war, der einen nicht unwichtigen Beitrag an Formen heraufsandte, welche sich auf ihm gesammelt hatten.

Alle diese Entdeckungen, deren jede freilich für sich schon den Werth einer wissenschaftlichen That an Gewicht hatte, gewannen aber doch erst dadurch ihre eigentliche Bedeutsamkeit, dass sie sich immer vollständiger zu einem umfassenden Gesammtbild fügten, das Ehrenberg im Geiste geahnt und dessen Klarlegung er endlich seine Lebens-Arbeit mit immer sichrerem Verständniss gewidmet hatte: Die unermesslich grosse und umfangreiche Wirkung des an der Grenze des Messbaren und Wahrnehmbaren stehenden, vielleicht auch für uns unermesslich Kleinen; und dennoch bis zum Kleinsten hinab eine bestimmbare, gesetzlichem Umlauf und regelrechter Fortzeugung unterworfene Form; Gleichwerthigkeit der Organismen als selbstständiger Einzelwesen trotz der Unzahl derselben; nirgends zufälliger Uebergang des Amorphen und Todten in die Gestalten des Lebens; eben so wenig eine gestaltlose organische Ursubstanz, die fein und unsichtbar selbst in des grossen Linné Phantasie zu so lebhafter hypothetischer Existenz gelangte, dass er sie als „*Chaos aethereum*" ans Ende seines Systems zu klassificiren sich nicht versagen konnte; wohl aber Allgegenwart der deutlich gestalteten Lebenskeime als solcher und die Beständigkeit ihrer Arten und Formenkreise.

Schnell vervollständigten sich nun Jahr für Jahr nach allen eben angedeuteten Richtungen hin die Materialien zu dieser immer künstlicher und harmonischer abgeschlossenen Mosaik. Zahlreiche Sendungen aus allen Enden der Welt her fuhren fort, dieselben in seine Werkstatt zu liefern. Er selbst nennt mit Dank von bekannteren Männern v. Martius, K. Koch, Peters, Philippi, Robert und Richard Schomburgk, Karsten, Joh. Schmidt, Hohenacker, (Kotschy), v. Siebold, Sonder, Preiss, Silliman, Hitchcock, Ch. Darwin, D. Hooker, die Brüder Schlagintweit, Berrymann, Forbes, Dana und Andere, wozu noch die ihm verwandten Carl Ehrenberg und Alex. Rose kamen[1]). Ausserdem lieferten die Herbarien von Kunth, Kunze und C. Müller (Halle)

1) Selbst die Hofdamen der Königin sammelten einmal (1841) am Ostseestrand aus Begeisterung Schlammproben für ihn.

eine Menge Proben. Besonders viel ist indessen in Nord-Amerika geleistet und zwar durch Prof. Bailey und Lieutenant Maury aus Washington. Diese letztgenannten Männer haben seinen Arbeiten stets ein besonderes Interesse geschenkt, dieselben gefördert und bestätigt und ihre Ergebnisse verbreitet. Er hat durch sie in Amerika die thatkräftigste Hülfe gefunden, die ihm überhaupt irgendwo geworden ist. Zumal auf Maurys Veranlassung gab die durch keine althergebrachte unübersteigliche Verwaltungs-Schablone gehemmte Regierung der vereinigten Staaten Nord-Amerikas allen militärischen Stations-Aerzten Befehl, Bodenproben mit Bezeichnung der Standorts-Umstände einzusenden. Gegen tausend Proben interessantesten Inhalts wurden nach Berlin befördert und der Analyse durch das nunmehr weltberühmt gewordene Mikroskop überantwortet. Sein schon früher (1839) an einen Freund geschriebenes Wort: „Das Leben wächst auf Kosten der Todten", kennzeichnet seine Freude über jeden neuen Zuwachs. Und so drängte denn die Masse des zusammengeflossenen Materials, besonders der fossilen Formen aller Erdgegenden zu neuer allgemeiner Zusammenfassung. Der Plan zu einer alles Material zusammenstellenden Arbeit war während dieser Jahre, — er spricht schon 1840 davon, — als so zu sagen nothwendige Folge derselben, allmählich gereift. Und so gelang es ihm nun, diese Beobachtungen zweier Jahrzehnte bis zum Jahre 1854 (im Nachtrag bis 1856) zu solchem Werke zusammen zu arbeiten und unter dem Titel: „Mikrogeologie" [1]) der Oeffentlichkeit zu übergeben. Die Beobachtungen werden durch über 4000

---

1) Mikrogeologie, das Erden und Felsen schaffende Wirken des unsichtbar kleinen selbstständigen Lebens auf der Erde, Leipzig 1854. — Die sehr zahlreichen Mittheilungen aller der oben besprochenen Beobachtungen finden sich durch die dreissiger und vierziger Jahre bis zu dieser Zeit in den Abhandlungen und Monatsbe-

Figuren ihrer Test-Objecte auf 41 Tafeln in vollständiger Genauigkeit bei gleicher 300-facher Vergrösserung dargestellt. Auf vierzig dieser Tafeln finden sich hier alle die zahlreichen Formen, wie sie sich hier und dort oftmals an den verschiedensten Orten ähnlich darbieten, und doch wiederum oft so verschieden nebeneinander liegen, wie sie alle geognostisch unterscheidbaren Erdschichten charakterisiren, wie sie hoch in der Luft und tief im Grunde des Oceans, auf Schnee und Gletschereis der Alpen und im Auswurf der Feuerberge vorkommen, genau definirt und in Uebersicht gebracht. Die 41. Tafel bringt allerlei anorganische sogenannte *Morpholite* (natürliche Formsteine) zur Darstellung. An Wichtigkeit seines Inhalts dem grossen ersten Infusorienwerke gleich, an Masse des durcharbeiteten wissenschaftlichen Stoffes demselben überlegen, steht es jenem zur Seite wie das in unablässigem Fleiss ausgeführte Werk des älteren Arbeiters der im raschen Angriff errungenen Eroberung des eben zu voller Entfaltung gelangten, aber schon sieggewohnten Mannes. Er selbst nannte dies Werk den 2. Theil von jenem, das sich nach seiner Meinung, wie der allgemein theoretische, physiologische Theil zu diesem dem praktischen Theil verhalte. Weit über 29000 mikroskopische Präparate bilden das Beobachtungsmaterial, das empirische Substrat dieses Lehrwerkes. Dies sollte nun aber die Ergebnisse der vorstehend durchgesprochnen Forschungsrichtungen, wie sie zur Zeit lagen, nicht als vollendetes Lehrgebäude, sondern als Fundament zu einem solchen hinstellen, auf dem nach seinem Wunsch möglichst viel Hände weiter arbeiten sollten.

Aber alsbald nach der Veröffentlichung dieses zweiten Ehrenbergischen Hauptwerkes verriethen sich schon wieder neue, tief unterirdische Schätze, die des forschen-

---

richten der Berliner Akademie. Sie einzeln aufzuführen dürfte der Zweck dieser Schrift nicht verlangen.

den Grabscheites unseres feinfühligen Schatzgräbers harrten. Freilich lagen sie diesmal besonders tief. Im untersilurischen Gebirge Russlands war es, wo sich im sogenannten Grünsand die kieselerfüllten Schalen polythalamischer Geschöpfe als alte Zeugen organischen Lebens in Schichten, die zum Theil für völlig azoisch gehalten waren, finden liessen. Zu diesen kamen wiederholt glückliche Hebungen aus grösseren Tiefen des Oceans, und ebenso neue Sammelproben von bedeutender Höhe der Hochalpen. So bildeten sie einerseits einen noch runderen Abschluss dieser Entdeckungen, andererseits aber gaben sie wiederum neue Ausgangspunkte fernerer Beobachtungsreihen ab, über welche unten noch zu berichten sein wird. Etwa ein Viertel Jahrhundert lang hatte Ehrenberg die ihm vorzugsweise werth gewordenen Gebiete der Naturerkenntniss auf raschen und ergebnissreichen Eroberungszügen durchsucht, aber nur um ferner in ruhigerer Durchmusterung desselben seine geistige Herrschaft darüber immer mehr zu befestigen. Das einmal Gewonnene war ja für alle Zeit in jenen beiden Fundamental-Werken sicher niedergelegt.

Je mehr Ehrenberg sich von der makroskopischen Bearbeitung seiner gesammelten Reisefrüchte ab- und der mikroskopischen Beschauung des „Inneren der Natur" zugewendet hatte, desto sorgfältiger war er darauf geführt worden, dieser Forschung in der Technik neue Sicherheiten und Bequemlichkeiten zu verschaffen. Nicht allein wollte er selbst dadurch schneller zum Ziel kommen, sondern auch Andere sollte das von ihm Gesehene leicht und sicher wieder zu schauen bekommen können. So erfand er eine Methode, die kleinen, und selbst die allerzartesten Objecte auf Glimmerblättchen eintrocknen zu lassen oder sie in erhärtendem (canadischen) Balsam einzuschliessen, mit Papierringelchen so zu umzirken, dass man sie ohne Mühe wiederfinden konnte, und sie in engem Raum und in grosser Zahl neben einander aufzubewahren. Es ist diese Methode nur von wenigen seiner Special-Schüler nachgeahmt worden. Dennoch hat sich ihre Vortrefflichkeit schon bei Abgabe seiner Sammlung sofort ausserordentlich bewährt. Denn es ist, da diese jetzt im Königl. geognostischen Cabinet in Berlin aufbewahrt wird, jedem, wer sie auch immer studiren will, dadurch leicht gemacht, jegliches Object darin alsbald aufzufinden. Nicht mit Unrecht legte Ehrenberg das grösste Gewicht darauf, auf diese Weise sich selbst Gelegenheit zu geben, die Jahrzehnte früher gemachten Beobachtungen noch einmal zu prüfen, Anderen aber, die von ihnen gefundenen Dinge mit den Testobjecten seiner Diagnosen und Schilderungen zu vergleichen. Auch in diesem Zug sind wiederum Ehrenbergs Sammlungen von keiner anderen übertroffen, noch wohl völlig erreicht. Zur Herrichtung der Präparate oder Sichtung der Substanzen, welche ihren mikroskopisch-organischen Gehalt hergeben sollten, fand er nicht minder die einfachsten und zweckmässigsten Methoden des Auffangens, Filtrirens, Auflösens und Schlämmens heraus. Grosse Massen von Luft oder Wasser, die auf den ersten Anblick absolut rein erschienen, erwiesen sich dadurch mit Organismen behaftet. Erd- und Steinarten mussten sich des organischen Gehaltes überführen lassen, denen man solchen nie zugetraut hatte. Sehr kleine, dem blossen Auge nicht wahrnehmbare oder aber nur als kleinste Pünktchen erscheinende Wesen wusste er in Einzelhaft zu bringen, ihre Diät bestimmt zu ordnen, bei der Vermehrung ihren Civilstand genau von Tag zu Tag zu controlliren, und ihre Stunden und Tage zu zählen. Mit grossem Glück brachte er ferner die eingetrockneten vermeintlichen Leichen seiner Schützlinge durch geduldiges Befeuchten wieder ins Leben zurück. Im Jahre 1855 hatte er sogar *Räder- und Bärenthierchen*, mit dem Staube von Monte Rosa 1851 gesammelt, aus dem Scheintode erweckt[1]). Der Leser wird meinen, das

1) Diese Versuche im Verein mit den fast an allen sonst als

seien Jedermann geläufige oder leicht anzueignende Verfahrungsweisen. Man wolle aber erwägen, dass sie es eben erst geworden sind, seitdem sie Ehrenberg zuerst mit solcher Genauigkeit ermittelt und so sicherem Erfolg geübt und bekannt gemacht hat. Und es war eben diese Sicherheit und diese Eleganz in seiner Arbeit, die derselben vorzugsweise die Theilnahme älterer Personen, auch aus dem Laienstande gewann. Wer ihn an seinem einfachen Mikroskopirtisch hantieren sah, welcher alles unnützen Prunkgeräthes entbehrte, das heut zu Tage manchem grossen und kleinen Gelehrten das Leben und Arbeiten sauer macht, wer ihm dabei zuschaute, wie er z. B. ein einzelnes Infusorium aus seiner Heerde hervorholte und demselben die Eier im Leibe und die Zähne im Munde zählte, musste leicht von der Lust ergriffen werden, es ihm nach zu thun.

Es fehlte denn auch nicht an Fällen, in denen Ehrenbergs Mikroskop in schwierigen Criminal-Sachen zur sachgemässen Begutachtung vor dem Richterspruch herangezogen wurde und wiederholt z. B. zu entscheiden hatte, ob am Corpus delicti Menschenblut nachweisbar sei, oder etwa, wie in einem Fall, die verdächtige Farbe nur von unschuldigem Heidelbeer-Saft herrühre, ob verdächtige Haare menschlicher oder thierischer Art seien u. drgl. mehr.

Zur Zeit der Kartoffelkrankheit wurde er ebenfalls mit einem amtlichen Gutachten beauftragt. Er fand damals, 1845, zwar den letzten Grund dieser Seuche, der heut in einem Schimmelpilz *(Peronospora)* erkannt ist, nicht, sondern fasste die Fäulniss des Kartoffelknollens direct als Folge der Witterung auf. Dennoch kam er, wie fast immer, zu sehr treffenden allgemeinen Folgerungen. Mit Recht und mit allem Nachdruck warnte er vor zu übertriebener

---

lebensleer angesehenen Naturorten aufgespürten organischen Wesen zogen ihm von Humboldt die scherzhaft neckende Benennung des „Allbelebers“ zu.

Furcht und vor verkehrten Maassregeln, die darauf begründet wären. Er sagte mit Bestimmtheit voraus, dass auch diese Seuche, wie andere, vorübergehen werde.

Später noch hatte er eine der interessantesten Entscheidungen zu treffen. Es war der Akademie ein sogenanntes Palimpsest zum Kauf angeboten, mithin eine alte Handschrift, welche angeblich unter einer später darüber gesetzten neueren Schrift wieder aufgefunden und lesbar gemacht wäre. Einen Betrug vermuthend liess man die Schrift auf allerlei sachkundige Weise von den Schriftgelehrten untersuchen und rief endlich die Chemie und das Mikroskop zu Hülfe. Durch letztes gab dann Ehrenberg erst den Ausschlag, dass in der That die für älter ausgegebenen Schriftzüge über den vermeintlich neueren lagen, der dargebotene alte Codex also ein modernes betrügerisches Fabrikat war.

Die Vorzüge seiner Präparir-Methode verschafften dann Ehrenberg noch eine besondere Freude. Er konnte im Jahre 1862 der Akademie eine Anzahl von denselben Präparaten zum zweiten Mal vorlegen, welche sie 27 Jahre früher in Augenschein genommen hatte. Besonders waren hierunter solche, welche durch Farbstoff-Aufnahme seiner Ansicht von der Polygastricität, — zumal der *Bacillarien*, — zur Stütze dienten. Der öffentlichen Vergleichbarkeit halber bildete er sie noch einmal ab[1]). Wer da weiss, wie schwierig es ist, sehr lang aushaltende mikroskopische Präparate zu machen, wird den Werth dieses Ergebnisses richtig ermessen.

---

1) Abhdl. d. Berl. Ak. 1862. — Nach abermaligem Ablauf von 15 Jahren sieht sich Verfasser dieses in der Lage, jedwedem etwaigen Zweifler derartige Präparate Ehrenbergs in völliger Unversehrtheit und Beweiskraft vor Augen legen zu können. Dass die grosse Menge derselben in ihrem jetzigen sicheren Gewahrsam wohl noch nach hundert Jahren erkennbar sein dürfte, ist wohl anzunehmen.

Aber rastlos dachte er darauf ferner wieder neue technische Hülfsmittel der Wissenschaft dienstbar zu machen. Es kam darauf an, immer schärfere Methoden zu finden, um die Unterschiede der organischen Gewebetheile, physikalische wie chemische, unter sich und von anorganischen Körpern erkennbar zu machen. Schon 1836 hatte er dazu Beobachtungen an Krystallisationen unter dem Mikroskop gemacht und öffentlich besprochen[1]). Im Jahre 1848 stellte er nun umfassende und eingehende Beobachtungen über die Einwirkung der durchsichtigen mikroskopischen Gegenstände auf das polarisirte Licht an, und legte seine für die Mikroskopie überraschend wichtigen Erfolge in einer gründlichen Arbeit dar[2]). Nur oberflächlich war vor ihm auf diese Wirkung des polarisirten Lichtes hingewiesen. Hugo v. Mohl[3]) nahm dann 10 Jahre nach ihm die Sache mit gleicher Gründlichkeit auf, so dass wir den einander ergänzenden Arbeiten dieser beiden Forscher jetzt die grosse Nutzbarkeit dieses optischen Hülfsmittels zur mikroskopischen Diagnostik wesentlich verdanken. Ehrenberg war auch hier wiederum der entscheidend und kräftig Vorangehende.

Als später die Daguerreotypie aufkam und die Lichtbildnerei alsdann ihre verschiedenen Entwicklungsstufen bis zu ihrer in unsern Tagen so leichten Handhabung durchmachte, verfolgte er diese Kunst mit grösster Spannung, um sie mikroskopisch verwendbar zu machen[4]). Wie wichtig es sein müsse, aus der Nachbildung feinster Objecte alle Zwischenthat menschlicher Subjectivität fern zu halten, war ihm keinen Augenblick zweifelhaft. Selbst wiederholt zu derartigen Versuchen anregend, spähte er begierig überall hin, wo dergleichen auftauchte. Und wenn es eben beson-

---

1) Poggend. Ann. 1836.

2) Monatsber. d. Berl. Ak. 1848.

3) Bot. Zeit. 1858.

4) Monatsberichte 1866. S. 657 u. a. a. O.

ders die unzerstörbaren Reste des „kleinsten Lebens" waren, denen er je länger je mehr dem Laufe seiner Arbeiten folgend, Aufmerksamkeit schenkte, so waren es natürlich auch gerade die allerfeinsten Feinheiten von diesen Geschöpfen, welche er gern lichtbildlich festgestellt gesehen hätte. Und so berichtet er denn wiederholentlich in der Akademie über die, wie es erst schien, alle Hoffnung des Gelingens erweckenden Fortschritte in dieser Richtung. Freilich hat er nicht erlebt, dass, wie Schätzenswerthes darin immer gelungen ist, doch ganz Befriedigendes geleistet worden wäre.

Dass er neben diesen optischen Fortschritten vor allem die Entwicklung der Herstellung der wichtigsten Instrumente, der Mikroskope selbst, aufs Gespannteste überwachte, ist selbstverständlich. Von den optischen Arbeiten von Chevalier und Vincent in Paris an hatte er die Leistungen Amicis in Modena, Ploessls in Wien, endlich Pistors und Schieks in Berlin und Ross's in London als aufsteigende Reihe sich zu immer grösserer Vollkommenheit entwickeln sehen, und sah ferner alle die neueren Erzeugnisse seit Oberhäuser, die noch in Aller Händen sind, immer neue Fortschritte machen, die noch wieder-immer fernere von der Zukunft erwarten und somit immer gewaltigere Ergebnisse erhoffen liessen[1]).

Die inzwischen neben der Hauptarbeit wieder ausgeführten Nebenarbeiten sind kurz folgende:

Durch allerlei zerstreute Funde angeregt, brachte er eine grosse Menge Formen von Kiesel-Ablagerungen, wie sie sich in verschiedenen Pflanzen, besonders Gräsern bilden, zusammen *(Phytolitarien)* und versuchte wiederholt jüngere Kräfte anzuregen, dieselben durch specielle Vergleiche mit

---

1) In einer öffentlichen Vorlesung, „das unsichtbar wirkende organische Leben", Berlin 1842, legt er sehr klar und übersichtlich die wesentlichen Züge der Geschichte der Mikroskopie, ihrer Hülfsmittel, Erfolge und naturgemässen Beschränkungen dar.

lebenden Pflanzenarten diesen einzeln zuzuweisen. Leider ist dies noch immer nicht genügend ausgeführt. Er selbst gab wenigstens überall hin Fingerzeige, wo ihr Ursprung zu suchen sei.

Dann sandte man ihm allerlei Merkwürdiges, was vom Himmel gefallen schien, zu. So hatte er den meteorischen Pilz, *Tremella meteorica* [1]), als aufgequollenen Eileiter von Fröschen, die ein Storch verschlungen und wieder von sich gegeben hatte, zu erklären, während sich ein papierartiges Gewebe, „Meteorpapier", als zusammengetrocknete Masse von verschiedenen Algen-Fäden mit Infusorien-Bewohnern erwies [2]). Und noch anderen Scheinmeteoren vermochte seine Hand einen irdischen Geburtsschein auszustellen und sachgemäss zu beglaubigen, unter denen ein bei Ivan in Ungarn gefallener Regen dunkelfarbiger eisenhaltiger Steinchen war, in welchen die erregte Phantasie schon die Trümmer eines an dem harten Erdkörper gestrandeten und zerschellten Cometen bewundern zu dürfen glaubte.

Stellte er sich hier die Aufgabe, der leichtgläubigen Annahme kosmischer Sendlinge durch mikroskopische Analyse die erdbürtigen Beimischungen nachzuweisen, welche die chemische Analyse nicht darlegen konnte, so trat er ähnlich auch nach anderer Richtung beruhigend auf. Konnte er nicht helfen, so war er doch immer bei der Hand, übertriebene Befürchtungen als grundlos darzulegen. Und so sucht er auch die immer wieder auftauchende Furcht vor unaufhaltsamer Abschwächung des ganzen Menschengeschlechts gelegentlich eines öffentlichen Vortrages zu beseitigen, indem er deren Grundlosigkeit wissenschaftlich nachwies.

---

1) Auch unter dem Namen „*Anhaltia*" bekannt gemacht. Ber. d. Naturf. Freunde Berlin 1836. 66.

2) Mntsber. d. Berl. Akad. 1838, 39, 41, 50 Abhndl. 1840.

Alles dies entfremdete ihn den grösseren Organismen nicht, weder Thieren noch Pflanzen. Zum Programm seines Eintritts in die medicinische Fakultät als ordentlicher Professor (1839) wählte er eine gründliche Arbeit „de *Myrrha* et *Opobalsami*". Ferner gab er eine Uebersicht der Pflanzengebiete der Nil-Länder. Wie wenig er das Grosse über das Kleine, das Neue über das Alte vergass, vielmehr jeder Neuheit auf allen diesen Gebieten mit Lebhaftigkeit folgte, beweist auch z. B., dass er später noch den grossen Land-Vögeln der südlichen Inselwelt seine ganz besondere Theilnahme zuwendete. Ebenso haftete seine Aufmerksamkeit wieder an den zwar kleinen aber nicht kleinsten Wesen des süssen und salzigen Wassers. *Bryozoen*, *Leuchtthiere*, die kleinen *Arm-Polypen* und andere Formen erfreuten sich immer wieder der Förderung ihrer Kenntniss durch seine Beobachtungen. Selbst noch neue Entdeckungen auf dem Gebiet der lebenden Infusorien vervollständigten dies immer mehr und manche interessante Gestaltung, wie z. B. die drei Zoll Grösse erreichenden Riesenstöcke der polypenartig verbundenen lebenden *Ophrydien* und des vielköpfigen *Dendrosoma*. An anderen wieder setzte er Fütterungsversuche zu immer genauerer Feststellung ihres Ernährungsapparates fort, und erweiterte die Kenntniss der Bewegungseinrichtung, wo sie besonders schwierig zu finden war und noch heut nicht genügend erklärt ist, wie bei der kieselschaligen *Surirella*.

Während Ehrenberg so in unermüdlicher ja immer mehr noch an Eifer zunehmender Thätigkeit sowohl geradeaus sein Ziel verfolgte, als auch seitwärts, was rechts und links vom Wege seine Aufmerksamkeit erregte, mit stets wachsamem Auge erspähte und mit ebenso gewandter Hand ergriff, wurde ihm manche neue Anerkennung zu Theil. Die Pariser Akademie hatte ihn schon 1831 zum Correspondenten gewählt. Im Jahre 1842 ernannte ihn die Berliner Akademie zu einem ihrer vier immerwährenden Secretare. Aller Orten erwiesen ihm gelehrte Körperschaften jeden Ranges die gleiche Ehre ihrer Mitgliedschaft. So wenig er sich aus Ehrenbezeugungen jemals gemacht, und so peinlich ihn zumal öffentliche Ovationen und Schaustellungen immer berührt hatten, so hatte er doch auf Drängen seiner Freunde zunächst, 1836, die Naturforscher-Versammlung in Jena besuchen und Hohen wie Niedrigen seine Objecte zeigen, und zumal die geologischen Funde demonstriren müssen. Der erste Gewinn hiervon war manche neue Freundschaft, wie z. B. die von Martius und Göppert. Zwei Jahre später war er zum ersten Mal nach Paris und London und zur Naturforscher-Versammlung in New Castle gegangen. Ueberall ward ihm die Freude, mit einer Theilnahme von den Genossen im Handwerk empfangen zu werden, die seine Erwartung weit übertraf. Er liess sich daher 1847 zum zweiten Mal bewegen England zu besuchen, und zwar zunächst wieder die diesmal in Oxford tagende Naturforscher-Versammlung. Auch nach Irland ging er, und fand überall das gleiche Interesse wieder. In England waren es wieder besonders die hochgestellten Laien, deren Geschmack an der Mikroskopie gewaltig angeregt wurde. In Cambridge machte man ihn denn auch mit Hugo v. Mohl zusammen zum Master of arts. Darauf besuchte er auch Paris noch einmal.

Mehr der Forschung als der Mittheilung gewidmete Reisen führten ihn wiederholt an den Ostseestrand. Dänemark, Schweden und Norwegen hatte er schon 1833 besucht. Die durch Nöggerath angeregte Untersuchung der vulkanischen Tuffe der Eifel, die er unternahm, veranlassten eine Mission seitens der Bergverwaltung in dieses Gebirge, welche er im Jahre 1845 und zwar zum Theil in Begleitung A. v. Humboldts und H. v. Dechens ausführte. Später erst nahm er auch den Süden Europas wieder zum

1) Abhdl. d. Berl. Akad. 1862.

Reiseziel, und zwar besonders Italien, das ihm manche werthvolle Ausbeute lieferte und manchen gelehrten Freund, Silvestri, Palmieri, Parlatore, Amici und Andere gewinnen liess.

Mit den auf solchen Ausflügen ausgeübten Ferne-Wirkungen und mit der Ausbeute neuer und erspriesslicher Eindrücke parallel ging daheim nun besonders in dieser Periode sein stillerer Einfluss, den er auf den engen Zuhörerkreis ausübte, welcher sich allwöchentlich einmal in dem kleinen Auditorium in seiner Wohnung um sein Mikroskop sammelte. Seit dem Jahre 1839 war er zum ordentlichen Professor in der medicinischen Fakultät ernannt. Als solcher hielt er alle Sonnabend eine zweistündige demonstrative Vorlesung und wenige der Lehrer der organischen Naturwissenschaft, welche jetzt auf den akademischen Kathedern sitzen, werden in derselben gefehlt haben. Aber Männer aller Stände, Landsleute und Fremde, wohnten derselben bei. Alle werden sich erinnern, wie er nur auf das Dringlichste bemüht war, zu bewirken, dass Jeder auch alles sah und sich von allem überzeugte, was ihn selbst so sehr interessirt und selbst innerlichst bewegt hatte. Durch Excursionen, auf welchen seinem eilenden, hastigen, unermüdlichen Schritt zu folgen oft keine Kleinigkeit war, wurden die ergänzenden Beobachtungen im Freien gemacht. Dies aber ist die Art, in der der deutsche Lehrer seine grösste Wirkung übt. Es ist von nicht geringem Interesse zu lesen, wie sich einer seiner ausländischen Hörer, Pouchet, in der Revue des deux mondes (1869) in Veranlassung von Ehrenbergs Colleg über diese deutsche Art gegenüber der französischen ausspricht.

Warum trotzdem Ehrenberg weder eine Schule von Specialisten um sich sammelte, noch auch mit seinen nächsten Fachgenossen in Berlin grade recht viel verkehrte, wollen wir unten aus seiner geistigen Eigenart dem Verständniss näher zu bringen suchen.

Die Zeit des Aufarbeitens.

Während Ehrenberg noch die letzten durchschlagenden Entdeckungen machte, hatte er nicht unterlassen, in immer grösserer Ausdehnung die früheren Forschungsgebiete zu cultiviren und so zu sagen immer vollständiger zu bevölkern. So war auch jetzt der Uebergang der Zeit der immer neuen Entdeckungen in die des stetigeren Fortarbeitens auf dem gewonnenen Boden kein plötzlicher, sondern, wie natürlich, ein ganz allmählicher. Denn als selbst das Arbeitsfeld weit genug gesteckt war und gut genug umfriedigt schien, um nun ruhigem Anbau desselben genügenden Raum zu gewähren, ward trotz dessen noch immer bald hier bald dort ein neues Stück dem alten zugefügt, oder nach neuem sorgsameren Schürfen bald geahnte bald unverhoffte Schätze gehoben. Immerhin jedoch war Ehrenbergs Streben nunmehr mit ganzem Nachdruck auf Vollendung der einmal ihm eigen gewordenen Aufgabe gerichtet. Rastlos berichtet er über neuen Zuwachs seiner wissenschaftlichen Angehörigen, bald in der Akademie bald in der Gesellschaft naturforschender Freunde, deren treustes Mitglied er ein halbes Jahrhundert lang, und deren thätigster Sachwalter er Jahrzehnte lang war. Jeden, der auf neuen Reisen ins Ausland ging, wusste er zu bestimmen, ausser den grossen Geschöpfen auch „kleinstes Leben" mitzubringen. Er selbst benutzte seine vielfachen Reisen innerhalb Deutschland, nach Skandinavien, der Schweiz, Italien, zu unablässiger Durchforschung aller Oertlichkeiten, die ihm Ausbeute versprachen. Und immer leitete ihn das dem genialen Forscher eigene Glück, alsbald dorthin zu gehen und da hinein zu greifen, wo etwas vorzugsweise des Findens Werthes verborgen lag. Jederlei öffentliche Unternehmung, die irgend dazu geeignet war, wusste er alsbald zu benutzen. Die Peilungen, welche die Schiffe verschiedener Nationen vornahmen, lieferten ihm neue und tiefer gehobene Grundproben der Meere, zumal die behufs Legung von unterseeischen Telegraphen-Kabeln veranstalteten. Auf dem Festlande aller Zonen und Meridiane wurden ihm Brunnen und Mergelgruben, Kanäle und Eisenbahn-Durchstiche, Bohrlöcher und Schachte, Flusstrübungen und Culturboden, Torflager und endlich Schlamm-Vulkane unausgesetzt dienstbar, bis sein Sehrohr die fernsten Winkel der Erde durchmustert hatte. War nichts Anderes zu holen, so thaten leichte Pröbchen in Briefen, Erd-Reste an den Wurzeln getrockneter Pflanzen, halbverdaute Nahrungsreste in Magen und Gedärmen grösserer Thiere die gewünschten Dienste. Nichts entging seinem unablässigen Bemühen nach Vervollständigung seiner Erkenntniss, und seine persönliche Liebenswürdigkeit gewann fort und fort in der Nähe und Ferne Gehülfen und gefällige Correspondenten jeden Standes und Ranges.

In diesem Zeitraum, den Ehrenberg mit fortgesetztem Suchen und Finden auf allen Seiten seinerseits so fruchtbar ausfüllte, den grössten Theil seiner Arbeit aber auf das neu von ihm erschlossene Gebiet der fossilen Spuren mikroskopisch kleiner Organismen wendete, waren wiederum in verwandten Bezirken die wichtigsten Fortschritte gemacht. Einerseits waren es Cuviers, andrerseits Ehrenbergs Trophäen, welche zahlreiche jüngere Forscher zu ähnlichem Thun anreizten. Die vergleichende Anatomie und die freie Entwicklungsgeschichte der Thiere wurde nach allen Richtungen erheblich gefördert, und fand in dem grossen und umfassenden Forschergeist Johannes Müllers einen ihrer bedeutendsten, in vieler Hinsicht den bedeutendsten Vorkämpfer seiner Zeit, dessen überaus anregende Weise immer neue Schaaren junger Mitkämpfer ins Feld rief. Auf botanischer Seite war es einem sehr anders gearteten Manne beschieden, eine Zeit lang als Vorkämpfer und sogar Reformator eine Rolle zu spielen. J. Schleiden hatte mit vielen schönen zum Theil von seinem Oheim Horkel übernommenen Kenntnissen den botanischen Theil seiner bunten Lebensbahn begonnen. Im gerechten Zorn über die im dogmatischen Schematismus grossentheils erlahmende Thätigkeit vieler Botaniker trat er als Prophet einer ganz neuen Methode der Erforschung der Dinge nach ihrer Entwicklungsgeschichte auf. Er wollte ehrlich etwas Richtiges und Gutes, und scheute kein noch so scharfes Wort, um das zu erreichen. Doch übersah er dabei zu sehr, dass schon längst, während er laut etwas Neues zu predigen schien, die gewünschte Richtung von einigen der oben genannten Forscher praktisch verfolgt war. Nur dass diese alle in stiller Werkstatt daran zu arbeiten sich begnügten, während er die ganze botanische Welt zu alarmiren trachtete. Eine neue Zellenlehre, eine neue Lehre der Ernährung und eine dergleichen neue Befruchtungstheorie, letzte auf das erwähnte Erbtheil gegründet, waren seine Geschenke. Die erstere leider blieb weit hinter den Anschauungen der früheren Forscher zurück. Die letzte verwirrte eine Reihe von Jahren die Vorstellungen der Botaniker, bis auch sie endlich wieder beseitigt wurde. Von seinen Beobachtungen sind somit nicht all zu viele noch heut bestehen geblieben. Allein er hat das unleugbar sehr grosse Verdienst durch seine methodologischen Strafpredigten einen neuen Fluss in weitere Kreise botanischer Forschung gebracht, und zumal die Sexualitäts-Erforschungen gewaltig angeregt zu haben. Bald war eine Menge jüngerer Mitarbeiter zu erspriesslicher Thätigkeit begeistert und vom Jahre 1848 an, in welchem der Graf Suminsky in Berlin mit seiner directen Beobachtung der Befruchtung der Farne[1]) hervortrat, wurde auch auf kryptogamischem Gebiet der Schleier dieses geheimniss-

1) Mündlichem Bericht zufolge sind Münter und der mikro-

vollen Vorgangs, dessen Zipfel Ehrenberg zuerst an jenen Pilzen thatsächlich gelüftet hatte, Zug um Zug immer weiter gehoben.

Alle die Vielen, die in dieser und anderen Richtungen thätig wurden und es grösstentheils noch jetzt sind, hier zu nennen, gestattet der Raum nicht. Aber die grosse Anzahl begabter Arbeiter brachte eben innerhalb des dritten Viertels unseres Jahrhunderts auch die Pflanzenkunde auf eine neue Bahn. Auch hier hatte nun das Mikroskop das wichtigste Wort zu sprechen und die durchgreifendsten Entscheidungen zu treffen übernommen. So sah Ehrenberg den Weg, den er schon als Jüngling betreten und für Botanik und Zoologie in gleicher Weise erst recht gangbar gemacht, nun von zahlreicher Streiterschaar aus beiden Heerlagern verfolgt, denen er selbst noch in vollster Manneskraft — in einem gewissen berechtigten Feldherrn-Bewusstsein — rastlos voranschritt. Somit folgt er mit Spannung und Theilnahme allen einzelnen Erforschungs-Thaten derselben, und säumt nicht, sie anzuerkennen und zu würdigen. Er selbst war es, der Suminskys Entdeckung in der Berliner Akademie vorlegte und ins Licht stellte. Und den lebhaften Antheil, den er grade an diesen Enthüllungen nahm, drückt er in einem Brief an Martius mit den Worten aus: „Mich hat die Auffassung ungemein bewegt, und die mir von ihm (Suminsky) gegebene directe Anschauung hat mich von der Wahrheit der Hauptsache ganz überzeugt."

In dem eigenen Arbeitsfeld fasste Ehrenberg nunmehr in den ersten Fünfziger Jahren des Jahrhunderts besonders die fortgesetzte Erforschung der schon erwähnten Lebensformen des tiefen Meeresgrundes einerseits und die polythalamischen Steinkerne der Grünsandschichten andrerseits

---

skopische Techniker Oschatz die nicht unwesentlichen Gehülfen dieser Entdeckung gewesen.

von Neuem fester ins Auge. Beide Untersuchungen beschäftigten ihn später mit den übrigen dauernd. Die Ansichten, bis zu welcher Tiefe das Meer wohl für die Verrichtungen des Lebens die physikalische Möglichkeit biete, ob der hohe Druck des Wassers oder der Mangel an Licht, wie man gern annahm, dem Verkehr noch lebender Geschöpfe beim Abstieg vom Ufer aus eine baldige Grenze setze, hatten ihn schon lange bewegen müssen. Nur fand er nicht in dem Maasse, wie man hätte erwarten mögen, den tiefen Grund mit den steinernen Resten der Thiere bedeckt, die über ihm gelebt hatten. Der Mangel gewisser, der Reichthum anderer Formen verlieh demselben viel mehr eigenartigen Charakter, als dass er sich bloss als Aufspeicherungs- und Grabstätte der die Ufer und das hohe Meer selbst bewohnenden Geschöpfe gezeigt hätte. Ausserdem aber erwiesen sich viele derselben als im lebendigen Zustand aufgefangen. Und zwar nicht bloss mikroskopische sondern auch grössere Formen liessen sich darunter finden, und zeigten, dass auch so extremen Verhältnissen das Anpassungsvermögen des Thierlebens gewachsen blieb. Unter jenen fanden sich nach und nach *Ophiuren*, verschiedene *Mollusken* und andere Thierarten. Und so ward auch in dies dunkle und räthselvolle Gebiet alsbald ein neues Licht geworfen, welches in demselben eine über und wider Erwarten reiche Bevölkerung kund that. Doch sollte es später noch zu weiterer Kenntniss gebracht werden.

Was dann die Polythalamien-Schalen betrifft, die sich in den verschiedenen sogenannten Grünsanden der tiefsten Erdschichten in Proben aus verschiedenen Gegenden gefunden hatten [1]), so gelang es Ehrenberg nach und nach die Steinkerne, also die Ausfüllungsmassen der einzelnen Kam-

1) Zuerst ausführlich zusammengestellt in der Abhandlung der Berliner Akad. 1856, dann ergänzt in den Monatsberichten derselben 1856, 61, 62 u. s. w.

mern immer klarer zu isoliren, Verbindungen zwischen denselben und Kanäle innerhalb der Schalen in ihrem Umkreis durch Injection nachzuweisen, und somit auch für diese organischen Körper die von ihm überall erwartete feinere Gliederung darzulegen. Was die Deutung dieser feinen Kanäle für die Lebensthätigkeit der Geschöpfe betrifft, so ist sie wohl bis heute noch nicht sicher aufgeklärt, doch war schon ihr Nachweis für die Structur der Schale von Wichtigkeit, selbst wenn sie zum Theil erst später entstandene Klüftungen anzeigte, da die regelmässige Wiederkehr von dergleichen Structur-Besonderheiten stets von einem eben so regelmässig angelegten inneren Gefüge Zeugniss giebt. Ausserdem beleuchteten sich diese Beobachtungen an polythalamischen Körpern mit denen aus der Kreide und anderen Kalken gegenseitig in lehrhafter Weise. Und endlich erschlossen dieselben der entsprechenden Thierklasse viel ältere und tiefere Schichten der Erdrinde, als man ihr bis dahin zugestanden hatte. Bis in die silurischen Flötzlagen hinab wurden sie verfolgt und zwar nicht in einzelnen sondern in grosser Menge der Formen. Und selbst höhere Thierformen, *Pteropoden* und *Radiaten* fanden sich wiederum auch in ihrer Geleitschaft.

Und damit war, wie nach obigen Untersuchungen die tiefste Tiefe des heutigen Meeres, so nach diesen auch eine fast unbegrenzte historische Tiefe für die organische Welt erobert, und zwar war sie bevölkert nicht bloss durch Gestalten, welche morphologische Elementargebilde vorstellen, sondern auch schon durch Formen höherer Vollkommenheit.

In gleichem Sinne bestätigten die sich mehrenden Funde kieselschaliger Infusorien, sowohl der *Bacillarien* als der *Polycystinen* das gefundene Verbreitungsgesetz immer mehr. Und es gelangte vornehmlich dieses Gebiet der Ehrenbergischen Entdeckungen zu einem hohen Grade der Vollständigkeit. Ja, es wurde endlich dies vor allem zu seiner eigensten That, dass er vom tiefsten und starrsten Gestein an bis zum lockeren Schlamm und Kulturboden hinauf die feste Erdrinde mit lebenden Geschöpfen belebt, und dabei nachgewiesen hatte, dass die allerkleinsten derselben mindestens ebenso mächtige Gebirgsmassen durch Anhäufung und Verkettung ihrer kleinen Mumien und Skelete aufgebaut haben, wie das von den grösseren kalkschaligen Thieren verschiedenster Art schon bekannt war. Zumal in Californien, in Mexiko und anderen Orten waren bis 1000′ mächtige Gebirgsmassen wesentlich aus den Schalen von Infusorien-Leibern aufgebaut, in Massen- und Zahlen-Verhältnissen, die allen Vorstellungs-Versuchen einer noch so energischen Phantasie spotten. Wie diese theils kieselig, theils kalkig, theils gemischt nach Material und Form den Ursprung solcher Berge als Süss- oder Salzwasser-Flötze erkennen liessen, war dabei von besonderer Wichtigkeit und grösster Tragweite für die Anschauung des geognostischen Baues solcher Gebirge geworden. Und selbst darüber, ob dieselben in der That neptunischer oder vulkanischer Natur seien, liess sich entscheiden. Denn was von den Leichnamen wasserlebiger Geschöpfe erfüllt war, konnte nicht aus dem Tiefinnersten der Erde in feuerflüssigem Zustande heraufgequollen sein. Besonders durfte das Umformen durch Einfluss hoher Temperaturen nur da angenommen werden, wo sich lediglich die feuerbeständigen aber nicht dort, wo im Feuer zerstörbare Reste zu finden waren. Diese neue qualitative Analyse der geologischen Testobjecte verdanken wir Ehrenberg ganz und gar. Ja er wusste sie in vielen Fällen selbst zur quantitativen zu steigern. Die Methode, die er dabei anwandte, derartige Gesteine zu so dünnen Blättchen abzuschleifen, dass sie das Mikroskop leicht und klar durchdringen konnte, ist jetzt freilich auch in Jedermanns Händen. Sie wird von Mineralogen z. B. ebenso für das mechanische Gefüge der rein anorganischen Mineralien, für Einlagerung von Krystallen in ihre

Grundmasse oder Nachweis von gänzlichem Amorphismus mit grossem Erfolg verwendet. Aber es war eben Ehrenberg, der dieselbe so erfolgreich in der naturforscherischen Werkstätte heimisch gemacht hat. Auch gelang es ihm nach vieler Mühe, durchsichtige Steinkerne so zu färben (z. B. mit Eisen-Nitrat), dass sie nun ihre feinsten Structur-Verhältnisse verrathen mussten. So verschaffte er sich die Möglichkeit, die Gewebelehre des Erdkörpers in sonst ungeahntem Maasse zu verfeinern. Wenn Ehrenberg nichts weiter geleistet hätte, als das, was er zuerst in der Mikrogeologie niedergelegt, und was er davon später fort und fort vervollkommnet hat, so würde ihn schon diese Arbeit unter die Forscher ersten Ranges setzen. Da sie ein völlig neues Forschungsgebiet erschlossen und die verwandten älteren unter neue Beleuchtung gestellt hat. Die Gebirgs-Massen, welche paläontologisch bestimmbar sind, waren mehr als verdoppelt und vielerlei sonst als „azoisch" taxirtes Gestein zum „*Biolith*" befördert.

Neben der Aufdeckung der Fundstätte untergegangener Geschlechter kleinster Wesen setzte Ehrenberg die Beobachtung der Formen und Thätigkeitserscheinungen der noch lebenden zwar gewohnheitsgemäss fort, und mancherlei Einzelnes kam zum Früheren hinzu. Immerhin lässt sich aber nicht leugnen, dass die unbeschränkte Masse geognostischen Forschungs-Materials, die ihm zufloss, seine Arbeitszeit je länger desto mehr für das in Anspruch nahm, was er sich, wie gesagt, geflissentlich jetzt zur Hauptaufgabe gestellt hatte. So wurde wohl zwar niemals seine Aufmerksamkeit von der weiteren Erkundung der Organisation und Entwicklung des Lebendigen ganz abgezogen, doch vermochte er nicht mehr im selben Schritt auf beiden Wegen gleichzeitig selbstthätig voranzugehen. Ueberzeugt, wie überaus wichtig es sei, die fossilen Formen seines Gebietes in Uebersicht zu bringen, überliess er das Beobachten der lebenden Arten, nachdem er den Grund dazu gelegt, und die Wege gewiesen hatte, auf denen fortzuschreiten sei, nun eben mehr Anderen.

So konnte es nicht fehlen, dass den von ihm mitgetheilten fundamentalen Beobachtungen über den Bau und die Entwicklung noch lebender mikroskopischer Organismen sich immer mehr neue anreihten, welche theils seine Ermittlungen erweiterten, theils ganz neue hinzuthaten, theils auch die seinigen als anfechtbar erscheinen liessen. Gerade in diese Zeit fallen mehrere von den Arbeiten, deren Autoren sich gegen die von ihm vertretenen Ansichten aussprechen, wodurch denn die Jahre des Fertigstellens der eigenen Arbeits-Aufgabe für Ehrenberg zugleich zu einer Zeit der Vertheidigung des schon aufgeführten Gebäudes werden. Während immer neue Arbeiter das so reizvolle Gebiet mikroskopischer Forschungen betraten, geschah es denn eben, was schon eingangs erwähnt ist, dass Manche vergassen, wie leicht es ist, gerade an einem sehr vollendeten Werk den kleinsten Mangel oder Fehler nachzuweisen. Oft wurde der Ton des Tadels angeschlagen, und wir können selbst Männern, die heut zu den ersten Zoologen gehören, die Bemerkung nicht ersparen, dass sie bei Gelegenheit einzelner Verbesserungen Ehrenbergischer Auffassungen sich gestattet haben, eine grössere Anzahl seiner Aussprüche im Ton missachtender Kritik schlechthin zu verwerfen, statt sie, unter schuldiger Anerkennung des darin Richtigen, wo es geschehen konnte, zu verbessern[1]). Da stimmten denn natürlich um so leichter auch jüngere Forscher, die lieber selbst für gross gelten, als die Grösse ihrer

1) Vgl. z. B. v. Sieboldt, Vergl. Anat. der wirbellosen Thiere 1848. Im Uebrigen unterlassen wir, die einzelnen Autoren, welche in ähnlicher Weise gegen Ehrenberg aufgetreten sind, in dieser Schrift alle einzeln anzuführen, da es hier nicht sowohl auf Angriff gegen die Meinungen Anderer als auf eine Abwehr übertriebener und unmotivirter Vorwürfe, die Ehrenberg gemacht sind, abgesehen ist.

Vorarbeiter ehrerbietig anerkennen wollten, leichten Muthes in allerlei billigen Tadel ein.

Mancher, der als Schüler Ehrenbergs begonnen hatte, das Mikroskop zu gebrauchen, trat mit einem ganz neuen System der Erkenntniss kleinster Organismen auf. Stein, Lachmann, Claparède und Andere begnügten sich nicht, ihre zum Theil vortrefflichen Neubeobachtungen den von Ehrenberg gemachten zuzuthun, sondern zogen vor, unter möglichst viel neuen Bezeichnungen ihre partiellen Zuthaten so zu beleuchten, als ob erst nun ein Ganzes, das brauchbar wäre, durch sie geschaffen sei. Auch im Ausland erwuchs ihm ähnlicher Widerspruch. Schon früher hatten d'Orbigny, Dujardin und Bory de S. Vincent Ehrenbergs Ansichten ganz verworfen, statt sie fortzuentwickeln. Nun traten Carpenter und Arlidge, Griffith und Hunfrey mit allerlei Veröffentlichungen auf, in denen sie nicht allein ebenfalls seine Meinung für irrig erklärten, sondern neben ihren z. Th. seine Abbildungen, ohne den Urheber zu citiren, wohl aber theilweise fehlerhaft wiedergaben. Offen und rückhaltlos nahm Ehrenberg treffende Verbesserungen von Jedem, auch von seinen früheren Schülern an. Viele derartige Aussprüche lobender Anerkennung finden sich in seinen Schriften. Dass aber diesen Mann, der stets bereit war, mit Jedem seine Ansichten zu discutiren, und ihren Nachweis zu führen, solche ohne Versuch einer Verständigung aus der Ferne her leichtfertig geführte Angriffe verdriessen mussten, ist eben nur natürlich. Im Gefühl, zu werthvollen Untersuchungen Tag für Tag die Hände voll Arbeit zu haben, die er aber selber glaubte machen zu müssen, und im Vertrauen, dass die wissenschaftliche Wahrheit auch ohne ein schneidiges Eintreten sicher ans Licht kommen müsse, liess er die Tadler, Kritiker und Neuerer mehr und mehr gewähren. Wenn dann freilich einem so einfach ehrlichen Charakter ohne Scheu eine bewusste Fälschung und Unterschlagung wissenschaftlichen Gutes vorgeworfen wurde, so dürfen wir es ihm nicht verargen, wenn er auch mal zu energischer Abwehr schritt[1]).

Es waren besonders dreierlei Richtungen, von denen her man gegen Ehrenbergs Lehre zu Felde zog. Zunächst fand seine Klasse der *Polygastrica* die schärfste Anfechtung. Ehrenberg hatte gesagt und blieb dabei, dass diese niedere Klasse der mikroskopischen Wesen mit einem Munde und Schlunde begabt sei, welcher letzte sich in einen Darmkanal fortsetzte, der mit seitlichen Verdauungssäcken oder Magen in einer für das Einzelwesen constanten Anzahl besetzt sei. Dieselben füllten sich nach ihm mit Nahrung, die darin aufgelöst wurde. Dies hatte er durch farbige Nährstoffe oftmals sichtbar gemacht, und er erläuterte nun die gewonnene Anschauung zum Theil durch Figuren, welche dieselbe in schematischer Weise, d. h. durch Verstärkung der in der Natur sehr zarten Linien verdeutlichen sollten. Diese Abbildungen wurden nun, indem man sie selbst mit übertreibenden Worten citirte, als Uebertreibungen des Gegenstandes in Ehrenbergs Darstellung scharf gerügt. Wir geben zu, dass dieser sonst so untrügliche Beobachter, der unter dem Eindruck der vielen trotz aller Feinheit so scharf ausgebildeten inneren Gliederungen der *Räderthiere* auch bei den eigentlichen *Infusorien* eine ähnliche Organisation zu erwarten geneigt war, in vielen Fällen hier die ihm unter Augen liegenden Sonderungen in ihrem Innern für beständigere und schärfer ausgeprägte Eingeweide-Bildungen gehalten hat, als sich das neuerdings hat bestätigen lassen. Magenhöhlen und Darmkanäle, wie sie die Mehrzahl der anderen Thierklassen besitzen, können wir bei vielen seiner *Polygastrica* nicht mehr erkennen. Dagegen werfen gerade die neueren Ermittlungen über den feinen inneren Bau von mancherlei

1) Gegen Kützing, Mntsbrcht. der Berl. Akademie 1845. S. 191.

besonders pflanzlichen Zellen auf die ganze Streitfrage ein durchaus neues Licht, welches derselben nicht allein ihre vermeintliche Schärfe nimmt, sondern auch annehmen lässt, dass auch in dieser Sache Ehrenberg mehr thatsächlich vorhandene mikroskopische Feinheiten zu erkennen vermocht hat, als mancher seiner Kritiker, und dass erst jetzt eine unpartheiische Beurtheilung seiner Auffassung wieder möglich werden wird.

Wir betrachten heut die *Monaden* und eine grosse Anzahl ähnlicher kleiner Geschöpfe als morphologische Aequivalente einzelner Zellen, wie es deren im Thier- und Pflanzenreich selbständig lebende genug giebt. Nun haben die Beobachtungen der pflanzlichen Einzelzellen je länger desto mehr eine höhere Gliederung im Innern derselben erkennen lassen. Wir wissen, dass der Protoplasma-Leib derselben membranartige Abgrenzungen, Bänder und dgl. zu fast allen vitalen Zuständen und Arbeiten in seinem Innern ausbildet. Es entstehen sogar flüssige und feste Stoffe in solchen, wie z. B. Stärkekörner und dgl., innerhalb besonderer hautartig umkleideter Täschchen, welche oft noch nach deren Entleerung fortexistiren. Wenn daher für die lebende Pflanzenzelle die Annahme eines flüssigen oder breiartig gestaltlosen Protoplasmas beseitigt ist, so sollte man noch weniger in der Ansicht verharren, dass die höher und mit der ganzen thierischen Reizbarkeit und Bewegsamkeit begabte einzellebige Thierzelle aus solcher amorpher Substanz bestehen könne. Nicht zwischen formlosen Brei daher drängen sich die Nahrungsbissen in den Leib der Infusorien, wie heut Viele wollen, ein, selbst nicht in den der thierischen Amöben, sondern auch hier sind membranöse Protoplasma-Säckchen anzunehmen, die dieselben aufnehmen und zersetzen[1]). Viel weiter aber gehen die Ehrenbergischen

1) Manche in den Besitz des Verf. aus Ehrenbergs Nachlass übergegangene Präparate zeigen noch heut die Reste dieser die Karmin-Nahrung einschliessenden Protoplasma-Taschen.

Aussprüche darüber, sachlich genau genommen, nicht. Nur, dass er eben sich diese Säcke constant vorstellt, während sie vielleicht auch für das Einzelwesen in Lage und Zahl wechseln und selbst dem jeweilig eintretenden Nahrungsbissen gemäss momentan gebildet werden mögen. Uebrigens aber dürften manche auch, wie die eben erwähnten protoplasmatischen Stärketaschen im Pflanzenprotoplasma, von längerer Dauer sein. Aber selbst die von Moment zu Moment sich verändernden Protoplasma-Gestalten der Pflanzenzellen haben hautartige Umgrenzungen. Hierzu kommt dann endlich noch, dass in den letzten Jahren auch von anderer Seite magenartige Ernährungs-Taschen am Schlundkanal bei *Vorticellen* [1]) bestätigt worden sind. Und somit erhellt, wie wenig man hierin berechtigt war, Ehrenberg so hart zu tadeln, dass er gewisse factische Beobachtungen in ihrer Allgemeinheit überschätzt hat. Wir wenigstens erachten die Vorstellung einer formlos breiartigen Sarkode (= Protoplasma) als einzigen Bestandtheiles eines lebensthätigen Thierleibes für eine viel gröbere und unverzeihlichere Verirrung, als Ehrenbergs bona fide gewagte Ueberschätzung der Thatsachen. Wir meinen sogar, dass, nachdem Hugo v. Mohls fundamentale Arbeiten über die Pflanzenzellen den Zoologen so gut lesbar als den Botanikern, erschienen waren, seitdem Schwann die Zellen der beiderlei organischen Wesen als wesentlich gleichwerthig erkannt, nachdem danach Brückes, Max Schultzes, Häckels und Anderer Arbeiten diese Gleichwerthigkeit auch für das Protoplasma der Pflanzen- und Thierzelle in immer helleres Licht gestellt hatten, eine derartige grobe Vorstellung von diesem so fein gebildeten Organismus überhaupt bei keinem Mikroskopiker mehr hätte Anklang finden sollen [2]). So er-

1) Greeff, Bau d. Vorticellen Mrbrg. Ber. 1873. Arch. f. Ntgsch. 36. Ueber *Amöben* u. *Rhizopoden*, Schultzes Arch. u. a. O.

2) Freilich können sich die beiden Letztgenannten in ihren sonst so vortrefflichen Arbeiten über diesen Gegenstand von dem Ge-

hellt dann, dass diese ganze Frage über die Leibes-Organisation der Infusorien nur durch ganz neue im Licht unserer jetzigen Kenntniss vom Protoplasma angestellten Beobachtungen zur Entscheidung gebracht werden kann.

Ein Anderes, worin sich die jüngere Welt dem Meister der Mikroskopie bald weit voraus fühlte, war die Erforschung der Entwicklungsweise der mikroskopischen Wesen. Man fand, dass manche mikroskopische Form, welche Ehren-

danken gallertartiger Gestaltlosigkeit im Innern der „Sarkode" auch noch nicht ganz losmachen. Und daher können wir eben auf botanischer Seite unseren zoologischen und anatomischen Handwerks-Genossen den Vorwurf nicht ersparen, dass sie die Gestaltung der Pflanzenzellen, die doch das A im histologischen Alphabet sind, allzusehr aus dem Auge verloren haben, und ausserdem gewissen einfachen physikalischen Erfahrungssätzen zu wenig Rechnung tragen. Sonst müsste auch bei ihnen feststehen, dass ein Tropfen Gallert oder Schleim oder gar Flüssigkeit ohne membranartigen Abschluss noch viel weniger die thierischen schwierigeren Functionen verrichten kann, als er der Erfahrung nach jemals die einfacheren pflanzlichen ausübt. Selbst der einfachste organische Körper, die pflanzlichen Amöben und Plasmadien der Schleimpilze sind membranös umhüllt und immer in zähfeste und weiche, in solide und mit Flüssigkeit erfüllte Theile differenzirt. Zum thierischen wie pflanzlichen Leben gehört eine Aufnahme und Assimilirung von Stoffen. Differenzen aber zwischen inneren zu verarbeitenden und äusseren rohen Flüssigkeiten und Regelung des Austausches derselben heischen eine gestaltete, dichte, trennende Membran, gleichviel, ob dieselbe eine völlig differenzirte Haut oder ob sie nur eine verdichtete Schicht einer sonst nicht getrennten Masse von Protoplasma ist. Ebenso kann schwerlich ohne membranösen Abschluss ein zur Verdauung bestimmter Körper in einer inneren Höhle verwerthet werden. Aber in gewissen Anschauungskreisen verzichtet man lieber auf die physikalische Möglichkeit der unter Augen sich wirklich vollziehenden Vorgänge, als dass man von dem einmal Mode gewordenen geschmacklosen Sarkode- oder Protoplasma-Brei liesse. Man glaubt lieber das Wunder eines individualisirten, belebten, mit Willkür begabten Tropfens, als dass man zugäbe, dass es noch Feinheiten des Organismus geben kann, die das jeweilig beste Linsensystem noch nicht deutlich zeigt.

berg als eigene Art charakterisirt hatte, nur ein Entwicklungszustand oder eine Abänderungsform einer anderen sei. Es lohnt nicht, darauf näher einzugehen. Selbstverständlich musste man überhaupt erst Formen specifisch unterscheiden lernen, ehe man begreifen konnte, dass oft mehrere derselben, die für verschieden gehalten waren, dem Entwicklungskreis einer einzigen Art angehören d. h. in gesetzlicher Folge aus einander hervorgehen können. Ehrenberg aber hat eben das Verdienst vor Anderen, zunächst die Formen fixirt zu haben. Nicht wohl steht es daher denen an, ihn zu tadeln, die durch seine Resultate allein in den Stand gesetzt sind, ihre über dieselben hinausgehenden Beobachtungen zu machen. Sie allein hätten harten Tadel verdient, hätten sie nicht mehr sehen wollen, als Ehrenberg, nachdem dieser sie sehen gelehrt und ihnen das Material mundrecht gemacht hatte. Allein dazu kommt noch, dass Ehrenberg selbst der Entwicklungs-Geschichte des Organischen das feste Fundament schon in seinen Jugendarbeiten gelegt, und die solidesten Pfeiler dieses Baues theils begonnen theils ausgeführt hat, wie schon oben auseinandergesetzt ist. Endlich aber ward es Ehrenberg selbst leicht, eine Anzahl dieser prätendirten Entwicklungsformen aus seiner vielmal grösseren Anzahl persönlicher Anschauungen heraus wieder als irrig gedeutete, anderswohin gehörige Formen zu erklären. Und Manches hat er dann schliesslich wieder fast auf dieselbe Auffassung zurükkehren sehen, die er aufgestellt hatte. Freilich beeilte man sich weniger, sein verletztes Ansehen dann wieder herzustellen, als man eifrig gewesen war, es zu verletzen. Mancherlei derartige Fälle sind in seinen gelegentlichen Repliken zu finden, auf welche hier einzugehen zu weit führen würde.

Noch zeiht man Ehrenberg des eigensinnigen Festhaltens an der vermeintlichen thierischen Natur gewisser mikroskopischer Wesen, die wir heut lieber und auch wohl zutreffender unter die Pflanzen zählen. Das ist ungefähr so, als wollte man Columbus und seinen Gefährten des Eigensinnes beschuldigen, weil sie nicht ganz von der Ansicht lassen konnten, in den Küsten und Inseln Amerikas einen Theil Indiens entdeckt zu haben. Dass alles mit willkürlicher Bewegung Begabte thierischer Natur sei, galt in Ehrenbergs Jugend noch als Axiom und ist auch uns späteren Naturbeflissenen noch als solches überliefert. Ehrenberg sucht eben den Unterschied noch wo anders. Er glaubte nur den frei beweglichen Thieren allein eine Contractilität der Körpersubstanz zuschreiben zu dürfen, und glaubte, dass die Bewegungs-Wimpern der Algen-Sporen dieser allein thierischen Eigenschaft entbehren müssten. Welche Geschöpfe diese aber besässen, die mussten Thiere sein. So zählte er also manche Pflanzenzellen, welche sich damit deutlich begabt erwiesen und Bewegung besassen, wie z. B. die *Desmidieen* und *Volvocineen* folgerichtig zu den Thieren. Den unzweifelhaft pflanzlichen locomobilen Algen-Sporen sprach er die Contractilität ab. Der jetzt so durchaus maassgebende Unterschied, dass nur echt pflanzliche Zellen Chlorophyll besitzen und Kohlensäure zerlegen, war eben noch nicht so klar gestellt. So gingen ja Unger, Kützing, Meyen und Andere noch weit über Ehrenbergs Ansicht hinaus, und hielten die unter ihren Augen ausschlüpfenden Algen-Zoosporen für wirkliche pflanzengeborene Thiere. Heut ist nun die ganze Streitfrage nur noch von geringem Belang. Denn nicht allein wissen wir, dass es eine sehr grosse Menge sich frei bewegender nackter (blos protoplasmatischer) Pflanzenzellen giebt. Nicht allein ist die der thierischen völlig gleiche Contractilität des pflanzlichen Protoplasmas erkannt. Wir wissen auch, dass eine jede Gewebszelle eine spontane äusserst behende Beweglichkeit hat, wie die *Amöben,* und dass zwischen pflanzlichen und thierischen *Amöben* bis zu den *Radiolarien* u. s. w. hin, kein morphologisch sicherer Unterschied ist. Wir haben uns, wie unwillig immer, der Ueberzeugung fügen müssen, dass es zwischen Thieren und

Pflanzen Mittelformen giebt, die ebenso wenig dies wie das, oder vielleicht beides zugleich sind. Freilich werden wir niemals eine Mittelform zwischen einem Löwen und einem Apfelbaume finden, so dass man nicht wüsste, zu welchem der beiden sie zu rechnen sei. Aber unter den niedersten Charakterformen beider Reiche bilden solche, die beiden angehören, die gemeinsame morphologische Brücke, und erweisen die Unbeschränktheit der organischen Gestaltungskraft auch in der Herstellung von Uebergängen. Dass nun Ehrenberg auf einer gewissen Abwehr dieser Anschauungsweise bestehen blieb, darf, wenn es auch irrthümlich war, doch eben um so verzeihlicher erscheinen, als die algologischen Special-Kenntnisse in Sachen der Entwicklungsgeschichte sich erst zu einer Zeit ausbildeten, als er schon wesentlich den fossilen Formen zugewendet war. Ausserdem fasste ihn wohl auch der Verdacht, dass man es auch hierbei zuweilen mit einer ähnlichen Leichtfertigkeit, wie in dem oben beregten Fall, zu thun haben könnte. Endlich aber musste sein gesunder Sinn, sein klares Urtheil, seine unbeirrbare wissenschaftliche Objectivität sich wesentlich durch die Verkehrtheiten verletzt fühlen, mit welchen eine der modernen Gelehrtenschulen das unschmackhafte und unverdauliche Gericht des Protisten-Reiches dem Gaumen der Berufsgenossen aufdrängen wollte. Uebrigens verschloss aber auch hierin sich Ehrenberg den neuen Ansichten keineswegs so, wie man ihm vorwirft, sondern gestand mancher klar dargelegten Neuerung auf diesem Gebiete offen seine Anerkennung zu. Dass er aber freilich angesichts der ganzen Sachlage nicht gerade seine *Euglenen*, *Closterien*, *Bacillarien* und andere der ihm liebgewordenen Pfleglinge seines Forschungskreises alsbald unter die Pflanzen entlassen mochte, dürfte man ihm am wenigsten zum besonderen Vorwurf machen. Denn gerade bei dieser zweifelhaften Gruppe der *Bacillarien* liegt das sonderbare unlösliche Räthsel vor, dass gewisse Arten farbige Nährstoffe aufgenommen, und scheinbar ballenweise in ihrem Innern eingeschlossen haben[1]). Desshalb beharrte Ehrenberg gerade für diese wiederholt auf ihrer Thierheit. Wer sich gewöhnt hat, in diesen Wesen wie in den *Closterien* und anderen *Desmidieen* und den *Volvocineen* die Structur-Verhältnisse der Pflanzenzelle zu recognosciren, möchte diese Farbenballen für Aufspeicherungen besonders im centralen Protoplasma der Kernhülle ansprechen. Doch bleibt dann immer die Verlegenheit, zu erklären, wie die Farbe dorthin gelangt ist. Heut zu Tage ist die so künstliche Gestaltung der pflanzlichen Chlorophyll-Körper und ihre oft sonderbare Maskirung in Farbe und Form vielfach klargelegt, und wir sind überzeugt worden, dass im Innern der *Desmidiaceen* und *Bacillarien* dasselbe zu finden ist. Wenn aber Ehrenberg hierin Sexual- und andere Organe annehmen zu sollen glaubte, so ist auch dies aus seinem allgemeinen Standpunkt entschuldbar. Immerhin ist es noch heute für viele dieser Geschöpfe sehr bedenklich sie definitiv den entschieden pflanzlichen Organismen zuzuweisen.

Man glaubte nun auch, einen Grund davon, dass Ehrenberg in seiner Anschauung den neuen Forderungen nicht einfach nachkomme, darin zu erkennen, dass er trotz aller Fortschritte der Mikroskopie seit Jahrzehnten noch immer mit demselben alten Instrumente arbeite. Ehrenberg benutzte dauernd ein Mikroskop von Schiek, einem optischen Autor, dessen Arbeiten seiner Zeit alle anderen an Vorzüglichkeit übertrafen. Als nun die mikroskopische Technik immer erheblichere Fortschritte machte, und andere Optiker Erzeugnisse lieferten, die in manchen Eigenschaften die von Schiek übertrafen, so wurde vielfach ein besonderer Werth darauf gelegt, immer mit den neuesten im grössten Ruf stehenden Seh-Apparaten zu hantieren.

1) Wovon sich in der That jeder an Ehrenbergs Präparaten überzeugen kann.

So kamen Oberhäuser, Nachet, Hartnack, Benèche, Zeiss und Andere an die Reihe, der eine von diesem der andere von jenem Forscher als „Erster“ empfohlen, bis endlich die heutigen Allen bekannten Firmen nun wiederum alles Frühere in den Schatten zu stellen schienen. Nun war es vielfach Sitte bei den mikroskopischen Epigonen geworden, dass sie auf jeden mit Achselzucken schauten, der nicht auf seinem Arbeitstisch allezeit die neuesten und renommirtesten Apparate zu stehen hatte. Sie vergassen nur eben, dass das Geräth nicht den Künstler macht. Denn wenn auch Uhland singt: „Ein kurzer Arm ein langes Schwert, ein kleiner Mann ein grosses Pferd, muss eins dem andern helfen,“ so hat man doch noch nicht erlebt, dass ein ungeschicktes Auge, das vor einem beschränkt begabten geistigen Apparat angebracht ist, selbst durch das beste Mikroskop viel Förderliches erblickt und Gescheites daraus gefolgert hätte. Das Umgekehrte sehr oft. Ausserdem weiss jeder, der am Mikroskop wirklich mit einigem Erfolg zu arbeiten gewohnt ist, dass die Gewöhnung an ein bestimmtes dem Beobachter nun einmal angenehmes Instrument viel wichtiger ist als die absolute Vorzüglichkeit eines solchen. Wenn also schon aus diesem Grunde Ehrenbergs Instrument ihm zu genügen fortfuhr, so kommt hinzu, dass sein subjectives optisches Wahrnehmungs- und Unterscheidungsvermögen, wie der Verfasser dieses aus seinem persönlichen Verkehr mit ihm berichten kann, ein ganz ungewöhnlich grosses war. Und wo sind ihm denn auch zur Zeit wirkliche Sehfehler nachgewiesen? Nur seine Deutungen sind hier und da anfechtbar geworden. Gesehen hat er wohl überall richtig, und oft haben seine Kritiker selbst erst viel später das wiederzusehen vermocht, was er längst erschaut und abgebildet hatte, und haben sich daher nicht selten stillschweigend seiner besseren Bilder bedient. Wenn er also, nachdem er nie unterliess, von den neusten optischen Vervollkommnungen Notiz zu nehmen, immer wieder zu Schiek zurückkehrte, und für gewöhnlich nur dessen Verbesserungen seines alten Instrumentes benutzte, so hat die Wissenschaft nicht zu beklagen, dass Ehrenbergs Leistung dadurch beschränkt, oder ihre neuen Jünger desshalb berechtigt wären, seinen Aussprüchen zu misstrauen. Denn wie Wenige, so verfolgte, überblickte und beherrschte er die Entwicklung der ganzen optischen Technik. Es mag sein, dass Ehrenberg zu viel Gewicht auf Messung aller derartigen Beobachtungs-Objecte mit durchaus gleichem optischen Maass, auf die Feststellung ihrer Qualitäten unter ganz gleichen Umständen legte. Man kann ja in der That auch Dinge, die mit Hülfe ganz verschiedener Instrumente beobachtet und dargestellt werden, dennoch scharfem Vergleich unterziehen. Allein andererseits lässt sich nicht in Abrede stellen, dass er durch das Mittel, alle seine Abbildungen bei gleicher Vergrösserung mit demselben Instrumente, so, wie er sie mit dem eigenen Auge gesehen, zu geben, eine ungemein grosse Uebersichtlichkeit und Vergleichbarkeit seiner Objecte erzielt hat, wie sie sonst nicht zu erreichen ist.

Da man aber eben hier und dort selbst zu gewinnen hoffte, wenn man Ehrenbergs Forschungen, während sie erst noch ihrer Gipfelung zuschritten, schon theilweis als im Veralten begriffen ansah, wurden ihm auch sonst noch mancherlei seltsame Vorwürfe gemacht. So sollte er z. B. in vulkanische Auswürflinge feuriger Entstehung *Infusorien* hineingesehen haben, die darin nicht existiren könnten, es sei denn, dass man eben diesen Dingen eine feuerflüssige Entstehung abspräche. Statt sich einfach durch einen Blick ins Mikroskop von der Thatsächlichkeit der Ehrenbergischen Ansicht zu überzeugen, ziehen ihn sogar ausser den Missgünstigen selbst noch befreundete Männer, die freilich anderen naturwissenschaftlichen Gebieten angehörten, der fanatisch-phantastischen Uebertreibung in der Behandlung seines Lieblings-Themas. Was Ehrenberg gefunden hatte und beweisen konnte, ist schon oben gesagt.

Nicht alles, was ein Vulkan auswirft, stammt aus dem Urgrund des Erdinnern. Mancherlei Flötzlagen durchbricht die Lava und schmelzt sie um, mancherlei Oberflächen-Vorkommnisse, Erden und Wässer finden durch Spalten ihren Weg in seine Heerdstätte, um ihren Rückstand dort im grossen Schmelztiegel zwischen andere verflüssigte oder erweichte Massen einbetten zu lassen.

Wir können aber freilich den noch so exacten Forscher mit dem Vorwurf nicht verschonen, dass er selbst zum Theil an solchen Missdeutungen Schuld war. Nichts fürchtete Ehrenberg so sehr, als eine Behauptung bestimmt auszusprechen, bevor sie ausreichend motivirt war, oder die auf einer beobachteten Thatsache zu gründenden Schlüsse etwa in zu allgemeinen Ausdruck zu fassen. Denn nichts erstrebte er mit grösserer Kraft, als nur die objectivste Wahrheit auszusprechen. „Es hält schwer," sagt er, „die Empfindungen eines Beobachters zum richtigen Ausdruck zu bringen, der weder zu viel noch zu wenig enthalte" [1]). So ideal die Principien seiner Gesammtanschauung waren, so nüchtern und rein realistisch war er in der Beobachtungs- und Erforschungs-Arbeit. Vorgefassten Meinungen zu unterliegen war es, was er mehr fürchtete, als irgend etwas, und ist es ihm in wenigen Fällen dennoch zugestossen, so hat er wenigstens stets das innigste Bestreben dagegen gehabt und die strengste Selbstüberwachung geübt. Darum zeigte er so gern Anderen, was er gefunden hatte, damit er sähe, ob sie das Gleiche wie er erblickten. Und so sehr er wusste, wie er seinem Auge trauen konnte, war er doch weit entfernt es für unfehlbar zu halten. Hieraus aber floss als Neben-Erzeugniss zuweilen eine Art Besorgniss, man kann sagen Aengstlichkeit, mehr zu behaupten, als ganz sicher sei. Und hieraus entsprang nicht selten gerade in den am Schlusse seiner Arbeiten gethanen zusammenfassenden Aus-

1) Monatsbericht der Berl. Akad. 1875. 71.

sprüchen eine gewisse Unklarheit im Ausdruck, die grade das Gegentheil von dem bewirkte, was er bewirken wollte. Man hörte aus dem weniger prätendirenden Wort nun grade eine wissenschaftliche Prätention heraus. Wer denn gar in solchen Ausdrücken Irrthümer und Uebertreibungen suchen will, wird das leicht erreichen. Dazu mochte noch die andere Aengstlichkeit, die aus seiner Natur floss, kommen, dass er, um seine Schlüsse ausreichend zu stützen, immer leichter fürchtete, zu wenig, als zu viel Material zu geben. Da musste es wohl kommen, dass er zuweilen die Hörer oder Leser, deren Zustimmung zu dem zu Erreichenden er vielleicht schon schnelleren Schrittes hätte gewinnen können, durch gewisse häufige Wiederholungen in Ungeduld versetzte. Dann mochten sie in dem gewissenhaften Streben nach ausreichendem Baumaterial und sorgsamer Verkittung desselben eine übertriebene Anhäufung von Einzelnheiten, eine zu weit gehende Sonderung *und Klassificirung* derselben und überdies sogar noch eine Unsicherheit in der eignen Schlussfolgerung erblicken. Und daraus entsprangen derartige unbillige und nicht selten missachtende Urtheile.

Derselben vielleicht übertriebenen Peinlichheit ist dasjenige Verfahren Ehrenbergs zuzuschreiben, wonach er bei der Klassificirung der kleinsten Organismen nicht nur den ganzen Formen derselben die üblichen systematischen Gattungs- und Art-Namen gab, sondern ebenso mit den häufig wiederkehrenden organischen Fragmenten, wie Kieselkörpern aus Vegetabilien, Skelet-Nadeln, Stacheln u. dergl. aus Thieren verfuhr. Er glaubte der Bequemlichkeit halber auch diese mit präcisen lateinischen (oder griechischen) Namen belegen, sie gruppenweis wie (nicht als) organische Genera und Klassen unter gemeinsamen Namen zusammen fassen zu sollen, um sich Wiedererkennens halber leichter und schneller darüber verständigen zu können. So sieht man solche Dinge hinter den wirklichen Klassen der *Rotatoria, Polygastrica, Polycystina,* als *„Zoolitharia, Phytoli-*

tharia und *Geolithia*" aufgeführt. Mancher meinte nun, Ehrenberg hätte hinter allen diesen Dingen selbständige organische Wesen vermuthet. Wer freilich ihm aufmerksam zuhörte oder seine Aufsätze las, konnte wissen, wie weit er davon entfernt war. Im fortschreitenden genauen Aufarbeiten wies er je länger desto mehr denselben ihre Geburtsstätte im Leibe anderer grösserer Organismen zu. Die *Zoolitharien* wurden grossentheils auf *Polythalamien* und andere thierische Kalkschalentheile, die kieseligen *Geolithien* (*Amphidiscus* u. s. w.) auf *Schwamm*-Gebilde oder *Polycystinen*-Trümmer, die *Phytolitharien* grossentheils auf pflanzliche Kieselabscheidungen, besonders von *Gräsern*, zurückgeführt und letzte deshalb sogar später *Poolitharien* genannt.

Es ist eine alte Geschichte, und doch alle Tage neu, dass wenn man einmal in gewissen Kreisen, wie solche den mittleren Durchschnitt einer Arbeits-Genossenschaft auszumachen pflegen, über irgend ein Mitglied derselben, da es doch allzuviel Ausgezeichnetes geleistet hat und auf gar zu hohe Stufe gestiegen ist, gern zur Tagesordnung übergehen möchte, dann solche Dinge mit Vorliebe aufgeführt werden, welche seine Befähigung herabzusetzen geeignet scheinen. So wenig das den nüchternen selbst tüchtigen Beobachter irre macht, so ergreift es die Missgünstigen, die Minder- und Unkundigen und erreicht leicht einen weiteren Wiederhall in der wissenschaftlichen Gesellschaft, als man gerade von dieser erwarten sollte. Dass dies dann dem Angegriffenen selbst keine Freude macht, ist selbstverständlich. Und so wenig Ehrenberg jemals nach der Zustimmung weiterer Kreise geeifert hat, so musste es ihn doch drücken, dass nach einer Zeit so allgemeiner Anerkennung, nach so fast beispiellos zahlreichen Ehrenbeweisen, die ihm geworden waren, bei herannahendem Alter ihm nun unmotivirte Vorwürfe gemacht und das, was wohl über seine Beobachtungen hinaus geleistet war, aber doch lediglich nur auf dem Fundament derselben hatte geleistet werden können, nun oft unter Missachtung seiner Arbeit zur Schau gestellt wurde. Dies bewirkte dann freilich, dass er sich leider immer mehr von den Mitarbeitern in seinem Special-Kreise zurückzog. Dennoch äusserte er sich höchstens im Gespräch einmal in herberer Weise. Oeffentlich blieb sein Urtheil stets nachsichtig und milde, und er versäumte nicht, was seine Gegner gegen ihn so oft unterliessen, neben der Abweichung dessen, das ihm nicht richtig schien, das Richtige lobend hervorzuheben.

Welchem Sterblichen sollte es bei solchen Umständen nicht zu verzeihen sein, wenn er denn auch einmal allzu empfindlich war? So erregte es ihn wohl auch, zu sehen, dass irgend ein anderer selbst tüchtiger zoologischer Genosse irgend einer der von ihm gründlich durchmusterten Klassen von Organismen durch entwicklungsgeschichtliche Beobachtungen, zu denen ihm die Gelegenheit und zuletzt die Zeit gefehlt hatte, eine von seiner Ansicht ganz abweichende Stellung im organischen Reich zuerkannte. Die Arbeiten Anderer über *Polycystinen* und *Schwämme* zumal, besonders aber die über die niedersten Infusorien, die wir jetzt gern als einzellebige Zellen ansehen, haben ihn deshalb mehr beunruhigt als erfreut. Nicht dass er nicht den thatsächlichen Beobachtungen hätte ihr Recht widerfahren lassen; aber es wurde ihm unbequem, durch abweichende Anschauungen seine Grundidee von der relativen Vollkommenheit aller Organismen dadurch beeinträchtigt zu sehen[1]).

1) Johannes Müller (Berl. Mntsber. 1855—58) zuerst und später Häckel haben Gelegenheit gefunden, viele *Polycystinen* und verwandte Geschöpfe lebend oder doch mit ihren Weichtheilen genauen Beobachtungen zu unterwerfen, deren sehr viele zumal Letztgenannter in seinem vortrefflichen Werk (die *Radiolarien* Berl. 1862) zu einer eingehenden Bearbeitung dieser Thiergruppen verwerthete. Ehrenberg unterliess, da ihm diese Fülle vollständiger Objecte nicht zugänglich wurde, deren Ergebnisse mit den seinigen in Einklang oder Vergleich zu bringen, sprach dies offen aus und begnügte sich, in sei-

Noch mehr betrübte ihn freilich, wenn man ihm bei solcher Gelegenheit um des Tadels willen, Behauptungen unterschob, die er nie gemacht hatte, z. B., dass er die *Räderthiere* mit den *Infusorien* engeren Sinnes zusammengeworfen habe, da er gerade zuerst und wiederholt auf den grossen Unterschied zwischen beiden hingewiesen und sie verschiedenen Thierkreisen eingereiht hatte.

Die entwicklungsgeschichtlichen Ansichten über die Entstehung aller Organismen in genealogischer Reihenfolge in ihrer allmählichen Vervollkommnung fanden in Ehrenbergs persönlichen Erfahrungen keine ausreichende Stütze. Wie wenig er sich aber dennoch der Auffassung der Uebergangs-Typen zwischen mancherlei Formen verschloss, geht aus mancher Aeusserung in seinen Abhandlungen deutlich genug hervor. Wer aber eben über eine so selten grosse Summe empirischer Thatsachenschätze herrschte, sich sogar mit Recht in der Menge eigener Beobachtungen auf den verschiedensten Gebieten der Mehrzahl anderer Beobachter überlegen fühlen durfte, wer so zahllose organische Typen peinlich genau verglichen, und zwischen allen verhältnissmässig so viel scharf charakterisirte und so wenig verschwommene Uebergangs-Gebilde gefunden hatte, der konnte wohl leicht vom Widerwillen gegen die Uebertreibungen der Umwandlungstheorien ergriffen werden. Und wer, wie er, das Planvolle in dem Zusammenhang aller der Dinge unter sich und mit ihrer Umgebung in so zahlreichen Fällen erkannt hatte, konnte wohl verdrossen werden über die Leichtfertigkeit, mit der aus den Thatsachen, die solches bewiesen, gerade das Gegentheil gefolgert wurde. Nichts erregte seine Abneigung in höherem Maasse, als der Aberglaube, und die

ner letzten Darstellung fossiler *Polycystinen* diese, da sie auf Weichtheile nicht untersucht werden konnten, in seiner frühern Weise zu klassificiren.

immer stärkeren Versuche, die gute und echte Naturwissenschaft mit solchem zu verfälschen, regten ihn zur Bekämpfung auf. Aberglaube aber war ihm jede Hypothese, welche weder ausreichend begründbar war, noch die Mehrzahl der durch sie zu erklärenden Thatsachen wirklich erklärte. So blieb er ein standhafter Gegner jener Irrlehre von der Entstehung der organischen Formen durch sogenannte natürliche Zuchtwahl, und ebenso blieb er dem noch weiter gehenden Versuche, die Entwicklung der lebendigen Form und der in ihr waltenden physischen Kräfte auf atomistische Kräftewirkungen und rein mechanische Gesetze zurückzuführen, abhold.

Während der letzten zwei Jahrzehnte hatte jene aus England importirte, von ihrem Urheber indessen zunächst ruhig und objectiv discutirte Theorie der Natural-Election auf deutschem Boden bedenkliche Wucherungen getrieben. Bekanntlich thut es der deutsche Gelehrte auf dem Gebiet wissenschaftlicher Speculation an Fanatismus jedem anderen zuvor. Immer mehr von den auf naturforscherischem Felde thätigen Köpfen hatte das neu hervorgesuchte Theorem ergriffen, viele zum Schwindeln gebracht und nicht wenigen, die dafür als besonders berufene Propheten auftraten, zu nicht beneidenswerther Berühmtheit geholfen. Die Streitfrage darüber zu besprechen ist hier nicht der Ort. Die Irrthümlichkeit der Ansicht, dass die Gestaltunterschiede der natürlichen Gattungen, Familien, Klassen wesentlich durch Kräfte von aussen her zufällig oder im Kampfe ums Dasein entstanden, und sogar die Vervollkommnung derselben daraus nothwendig hervorgehen müsse, ist so oft und so scharf bewiesen worden, dass es nicht lohnt den Beweis zu wiederholen [1]. Das Theorem wird, so sehr es dem

1) Zur Information für Fernerstehende wird es genügen, die Schriften J. Bona Meyers und Wigands hierüber beispielsweise aus der grossen Zahl der hierüber erschienenen zu erwähnen.

ehrlichen empirischen Verfahren der inductiven Wissenschaft ins Gesicht schlägt, trotz dessen noch mehr oder weniger Jahrzehnte leben, bis der gesunde Körper der wachsenden Erkenntniss des Naturwahren diesen krankhaften Auswuchs, wie andere ähnliche, abgestossen haben wird. Einstweilen bietet es noch zu bequeme und leicht erfassbare Lorbeeren, als dass man davon lassen könnte. Es ist nach der Theorie planlos beliebiger Umwandlungen so verlockend, durch Aufstellung partieller Stammbäume, welche ja vielleicht genial ausfällt, sich zu einem Ruf zu helfen. Wer drei ähnliche Naturkörper findet, ernennt ohne Verzug den ersten zur Grossmutter, den zweiten zur Mutter des dritten und hat die Sache bewiesen. Man schliesst, wie richtig und natürlich, von der Formähnlichkeit auf die mögliche Blutsverwandtschaft, aber vergisst, dass Geschwister oder Vettern einander eben so ähnlich sehen können, wie Kinder ihren Eltern. Man vergisst auch, dass durchaus nicht Verwandte einander durch andere Einflüsse ähnlich werden können. Man hält endlich die hypothetische Blutsverwandtschaft für thatsächlich erwiesen, obgleich doch Niemand dieselbe wirklich wissen kann, und bildet sich ein, die Familien und Ordnungen der Naturkörper nun erst nach uns bekannter Blutsverwandtschaft kennen gelernt zu haben. Man merkt nicht, dass die letzte Consequenz dieses Verfahrens zu der absurden Annahme führt, alles Lebendige aus einem einzigen Exemplar von Urzelle abzuleiten. Statt der Annahme planvoll gesetzmässiger Entwicklung der Naturreiche nach rationellem Gestaltungs- und Vervollkommnungs-Princip, fühlt man sich immer behaglicher in dem Chaos blind waltender Zufälligkeiten, in dem ein Jeder für seine phylogenetischen Eingebungen ausgiebigen Spielraum findet. Wollte das erste Erforderniss für die Möglichkeit dieser Theorie, nämlich eine Anzahl von Uebergängen, sich nun einmal nicht finden lassen, so liess man diese in der Tiefe des Oceans begraben sein, wo Niemand ihre Nicht-Existenz nachweisen kann. Man hatte zur grösseren Bequemlichkeit für die modellirenden Einflüsse der Umgebung eben jene einfachste gefügige Masse, das teigartige Protoplasma erdacht, — nirgends wirklich beobachtet — das in Amöben-Form noch existirt, und darüber, wie schon oben bemerkt ist, vergessen, dass chlorophyllfreie nicht grüne Zellen, nicht selbständig anorganische Stoffe assimiliren, also niemals die Ur-Organismen gewesen sein können. Man hatte endlich in noch kühnerem Griff jenen allgemeinen organischen Urriesen, den *Bathybius*, erfunden und auf den Grund des Weltmeers gebettet, als unendlich grosse All-Individualität, eine Art von Ymir, der die Welt umschlingt, und der nun alles Einzel-Gethier und Einzel-Gewächs bis zu uns Menschen herauf erzeugt hat und noch alle Tage vermehrt.

Diese phantastischen Ausschreitungen aus dem Gebiet wissenschaftlich erlaubten Denkens heraus konnten nun eben Ehrenberg, der auf dem sichern Boden der strengen Empirie fest stehen blieb, wie jedem, der diesen mit ihm theilt, nur durchaus beklagenswerth erscheinen. Deshalb drängte es ihn, sich wiederholt dagegen auszusprechen. In bereitwilliger Anerkennung der mancherlei vortrefflichen thatsächlichen Einzel-Entdeckungen, die, — zum Theil von den Häuptern dieses transcendenten Darwinismus selbst, — inzwischen gemacht waren, sprach er in Ruhe allen grossen Irrthümern derselben ihr verdientes Urtheil. Gegen den Materialismus und seine Consequenz, die beliebige Herleitung des Organischen aus dem Anorganischen machte er stets und überall entschieden Front. „Nur das Leben giebt Leben“ war der Ausspruch der seine und aller Vorzeiten empirische Beobachtungen einfach zusammenfasste. Die ungenügend motivirten Gegenbehauptungen, die mehr und mehr die naturforschende Welt ergriffen, nannte er in unerschüttert ruhiger Beschaulichkeit „sympathische Krankheiten“. Die ganze Vorstellung vom Kampf ums Dasein und den dadurch bewirkten Umwandlungen lehnte er einfach als nicht erwiesen ab, und machte auf die Mangelhaftigkeit der sie stützen sollenden Thatsachen aufmerksam. „Der Kampf ums Dasein“, sagt er dann, „ist oft nur ein eingebildeter, und in Anwendung auf den Menschen erscheint der Ausdruck der Würde des, durch seine Geisteskräfte mit wachsender Ausbildung dem Kampfe sich zu entziehen bestimmten, verständigen Menschen nicht angemessen“. Die Mittheilungen von Thierzüchtern über ihre Resultate erscheinen ihm nicht immer ohne directe Bestätigung von wissenschaftlicher Seite zulässig. Die den Thieren zugeschriebenen, menschlichen Züge, die sie als Ahnen derselben kennzeichnen sollen, konnte er nicht für beweiskräftig halten und charakterisirt die Ueberschätzungen solcher Scheingründe treffend durch das Citat:

...... Pictoribus atque poëtis
Quodlibet audendi semper fuit aequa potestas.

Der Annahme endloser, in die Ewigkeit fortgehender Abwandlungen stehen ihm theils die durch seine Beobachtungen festgestellten, von sehr alten Erdschichten bis in die Neuzeit herauf constant gebliebenen specifischen Formen gegenüber, theils weist er sie eben durch den Mangel von Uebergangsformen als unhaltbar zurück. Die „Producte der geschlechtlichen Zuchtwahl und Vererbung“, mussten „mehr oder weniger unhaltbare Missbildungen anstatt eines abgestuften Reichthums vollendeter Formen“ sein. Der Vorstellung überaus langer Bildungs-Perioden hält er die ungemein grosse Schnelligkeit vor, mit der die kleinsten Organismen unter Verhältnissen, die ihrer Vermehrung günstig sind, in unglaublich kurzer Frist gewaltige Massen erzeugen können. „So ist es möglich“ sagt er, „dass die Vorstellungen von sehr langer Entwicklungszeit des Erdfesten sich wieder abkürzen“. In dem „*Bathybius*“ vermochte Ehrenbergs in den Seetiefen besonders erfahrener Blick nur einen local auftretenden Bodensatz zu erkennen, der aus leblosen Substanzen bestand, die vielleicht durch einen von abgestorbenen Thierleibern stammenden Schleim verklebt waren, — wie ihm solcher auch sonst vorgekommen, — nicht aber den „Eierstock der Natur". Er weist dabei nach, wie oft ähnliche schleimige Häute auf Flüssigkeiten ähnlich taxirt sind. Wenn man endlich früher seine organischen Spuren in sehr alten Erdschichten anzuzweifeln versucht, nun aber dieselben durch Erfindung des „*Eozoon*", eines vermeintlich organischen Geschöpfes, das alte metamorphische Gesteine massenhaft aufgebaut haben soll, weit überboten hatte, so vermochte er eben dessen organische Natur ebenso wenig, wie andere unbefangene Forscher zu bestätigen. Der Aufstellung des Protistenreiches hielt er ihren Mangel an „empirischen Principien" vor und sagt: „Freilich, wenn man die Empirie verachtet, und als Grundsatz annimmt, dass „„die paläontologische Empirie niemals einen Aufschluss geben werde über die Urgeneration der mikroskopischen Wesen als wichtigste Grundlage"", und sich daher für berechtigt hält, einen der Empirie fremden hypothetischen Anfang in prophetischer Machtvollkommenheit festzustellen, wonach „„die Formen der Amöben der Urzustand und die Quelle alles organischen Lebens sind"", wäre mit dieser Darstellung die Naturforschung an ihrer Grenze angelangt, und blieb den heutigen und künftigen Generationen wenig mehr zu thun übrig". Und weiter: „Ich kann nur aussprechen, dass ich mit Andern lebhaft bedaure, dass die jetzige zu frischer Thätigkeit einladende Zeit, durch phantastische Theorien viele der besten Jugendkräfte ablenkt, und statt der Naturforschungs-Resultate oft Unterhaltung schaffende Romane entwickelt, welche sowohl in der Lebens-Entstehung als in der Zuchtwahl immer nur einen Zufall und eine Schein-Teleologie, nicht aber einen ernsten Weltzweck zum Gegenstand hat". Er schliesst endlich diese eingehende Auseinandersetzung mit den ihm unsympathischen Anschauungen mit einer treffenden Antithese, die sich ihm aufdrängt, im Bewusstsein, keinen

Schritt von der rein inductiven Bahn der Forschung gewichen zu sein und die Naturwahrheit nur auf diesem Wege gesucht und seine idealistisch zusammenfassende Ansicht doch nur auf die einfachen Thatsachen gestützt zu haben mit den Worten: „Ueberwältigt von der Grösse der Natur sagt die kunstreiche anmuthige Dichtung und Theorie abschliessend, mit Schiller:

„Kühne Seglerin Phantasie
Wirf dein muthloses Anker hie!"

Die im Vaterhaus überall immer heimischer zu werden bemühte, im Ueberblick ausruhende, nicht abschliessende Naturforschung spricht:

„Ruhige Forscherin Empirie
Wirf ein muthloses Anker — nie!"

Hierin drückt sich Ehrenbergs Standpunkt in der Forschung und seine Ueberzeugung in der Erkenntniss klar genug aus. Und wer will, kann ihn daraus genugsam kennen lernen, und begreifen, wie verkehrt es ist, grade diesen Mann phantastischer Anwandlungen zu zeihen.

Je mehr aber die neueren Entwicklungs-Beobachtungen in der Richtung der materialistischen und phylogenetischen Theoreme ausgebeutet wurden, desto unsympathischer mussten sie mithin einem Mann werden, der, wie vorstehende Aussprüche von der exacten Wissenschaft lehren, vor Allem nüchterne Forschung und denkrichtige Folgerung verlangte. Er war es ja selbst, der diesen thörichten Anschauungen von der beliebigen Entstehung organischer Geschöpfe schon von Jugend auf dadurch entgegengearbeitet, dass er die festen und stets gleichmässig wiederkehrenden Formenkreise aufspürte, und ihre Constanz nachwies. Wie sollte man dem Mann, der mit ruhiger Hand das Wunder des Hostienblutes beseitigt und das der freiwilligen Selbstzeugung aus der Welt geschafft hatte, der ein ganzes Leben lang wachsam aber vergebens nach jenen allmächtigen und allgegenwärtigen Urkeimchen ausgeschaut hatte, nun zumuthen, dass er das vielmal grössere Wunder annehmen und glauben sollte, dass eben aus solchem — nicht existirenden — Urschleim das ganze ordnungsmässig aufgebaute Reich des Organischen, Stück für Stück, durch Misshandlung oder Wohlthat des Zufalls und durch den Kampf Aller gegen Alle sollte herangezüchtet sein? Konnte er denn hin und wieder gegen manche an sich gute Beobachtung selbst anerkannt tüchtiger Forscher den Verdacht nicht los werden, dass sie den irrigen Bestrebungen allzuviel Vorschub leisteten, so ist ihm auch dies wohl nicht zu verargen.

Um das Alles also kurz zusammenzufassen, so nahm die moderne jüngere Naturforscherzunft Ehrenberg besonders übel, dass er noch immer mit seinem „altmodischen“ Schiek und nicht mit einem Gundlach oder sonstigem in der guten Gesellschaft zulässigen Sehwerkzeug seine Entdeckungen zu machen fortfuhr. Sie nahm ihm übel, dass er noch immer seine *Bacillarien* für Thiere und die *Schwämme* für Pflanzen hielt. Sie nahm ihm übel, so viel Infusorien-Species und andere mikroskopische Dinge unterschieden zu haben und dauernd neue zuzufügen. Sie nahm ihm übel in manchen Thierchen für Magen oder Zeugungs-Werkzeuge gedeutet zu haben, was nur Differenzirungen geringeren Werthes sind. Sie hätte besser gethan, ihm dankbar zu bleiben, mit jenem Instrument so viel Nützliches gesehen und über diese Dinge so durchaus feste systematische, morphologische, geognostische Kunde festgestellt und Anderen zu Gute gemacht zu haben. Die Nachwelt wird sich leicht wieder orientiren und ein richtiges Urtheil fällen. Ihn selbst beirrte die Kritik wenig. Er ging bis zuletzt seinen Weg vorwärts. Nur dass es ihn betrübte, wie Viele und wie selbst gute Kräfte seitab in die Verirrung geriethen. Er hatte im Grossen und Ganzen sein in der Jugend ihm vorschwebendes Ziel erreicht. Er war weiter gelangt, als er ahnen konnte. Ein völlig neues Gebiet organoplastischer Anschauungen hatte er allein erschlossen, angebaut und zur reichen Ernte heran cultivirt. Und nebenher verlor er nichts Verwandtes aus dem Auge sondern brach seltene und nützliche Früchte, wo er vorüberzog.

Und so war es ihm zu grosser Freude endlich vergönnt, in hohem Alter noch die letzte Hand an seine Special-Aufgabe zu legen. Wie er selber, gleichsam symbolisch, veranlasst hatte, dass man im Berliner Musen-Tempel eine Kuppel aus leichten Steinen, deren Material „das kleinste Leben“ gefertigt hatte, zusammenwölbte, so vermochte er nun selbst am aufgeführten wissenschaftlichen Infusorien-Bau auch, wie schon eingangs angedeutet, das Schlussgewölbe zu vollenden. Und zwar that er das trotz der sich einstellenden und zunehmenden körperlichen Gebrechlichkeit. Ein unglücklicher Fall auf den wenigen Stufen, die zu seiner Wohnung führten, hatte ihm einen Bruch des Schenkelhalses zugezogen. Monate langes Krankenlager, das darauf folgte, hatte ihn die Schärfe des Augenlichtes gekostet, welche alle ärztliche Bemühung ihm nicht ganz wiederzugeben vermochte. So sah sich der sonst so rüstige unermüdlich arbeitende Mann nun in seinem Thun gehemmt. Aber unbeirrt, unverringerten Muthes, schritt er geistig frisch, wie nur je, trotz dessen wieder voran. Eine Tochter lieh ihm Auge und Hand, und bereitete ihm seine Arbeits-Objecte so weit, dass das ihm noch gebliebene Sehvermögen ausreichte, dieselbe nun zu recognosciren. Also fuhr er mit dieser treuen Hülfe im Sichten, Ordnen und Zusammenstellen aller noch reichlich vorhandenen Reste fort, und gelangte glücklich zu dem ersehnten Ziel, das alles noch den einzelnen Forschungs-Richtungen gemäss zu dem Abschluss zu bringen, der ihm erforderlich schien.

So erschien denn noch im Jahre 1871[1]) eine Schlussübersicht der Organismen des atmosphärischen Vorkommens. Noch einmal revidirt Ehrenberg darin alle hierauf bezüg-

---

1) Uebersicht u. s. w. über das von der Atmosphäre getragene organische Leben u. s. w. Abhd. d. Berl. Akd. 1871.

lichen Thatsachen streng und legt sie in ihrer eigenen Beweiskräftigkeit dem Leser selbst zu genügender Beurtheilung vor. Er stellt durchaus ohne jene ihm vorgeworfenen phantastischen Ausschreitungen einfach die Sache, wie sie liegt, noch einmal ins Licht und lässt die einfachsten Schlüsse daraus von selbst entfallen. Er hebt noch einmal den Unterschied aller aus der Luft fallenden oder in derselben unfassbar schweben bleibenden „Meteore“ hervor. Die massigen Meteor-Steine und Meteoriten, die feineren zwar geformten aber doch anorganischen tellurischen Staubregen, dann die substantiell nicht zu erreichenden ächten Höhenrauche — als vielleicht kosmogene Nebel — überweist er der physikalisch-chemischen Analyse allein. Verbrennungsproducte des Moorrauches sondert er ebenfalls ab, und scheidet dann wiederum die Staub-, Blut-, Tinten- u. s. w. Regenfälle, „die ihrem organischen Inhalt nach localterrestrischen Ursprungs sind und die, welche überhaupt erst nachträglich durch Vegetation auf ihrer Fundstätte gefärbt sind, von dem in seiner Besonderheit wichtigsten Passat-Staub ab. Für diesen findet er nach Zusammenstellung aller inzwischen den früheren Beobachtungen zugefügten Nachträge seine erste Ansicht wesentlich bestätigt. Eine grosse Uebereinstimmung im Formengemisch derselben, ob es gleich Hunderte von Arten sind, der Bestand ausschliesslich aus Binnenland- oder Süsswasser-Organismen, die Beimengung von Theilen grösserer Pflanzen, die ähnliche röthliche Färbung durch eine Eisenverbindung, der Anschein des Lebens oder die Fähigkeit des Wiederauflebens gewähren zusammen das übereinstimmende Bild einer von der Erdoberfläche hier und da gehobenen lange in der oberen Luft umgetriebenen und wohlgemengten Masse allerkleinster lebendiger und todter Bestandtheile. Es erhellt, dass diese zu Zeiten nachweislich zu vielen Millionen von Centnern in die obere Luft getragen werden. Es ist anzunehmen, dass ihre organischen Mitglieder wohl in dem Wassertröpfchen oder Bläschen derselben fortvegetiren. Sie kommen dann in grossen und kleinen Staub- und Regenfällen hier und dort hernieder oder bleiben auf den höchsten Alpengipfeln als Fremdlinge erkennbar, auch wohl in Baumkronen und auf Dächern als nicht-ortsangehörige Einwanderer nachweisbar hängen. Sie charakterisiren besonders das deshalb sogenannte Dunkelmeer, das sie überschatten. Ehrenberg weist zugleich noch einmal nach, dass alle diese zeitlichen Luftbewohner an den Epidemien schuldlos seien, die zeitweis durch die Länder wandern. Denn sollten die allerkleinsten monadenartigen Formen die Träger oder Erreger der Ansteckung sein, so müssten dieselben in grösserer Masse mit Sicherheit nachweisbar sein. Er hütet sich schliesslich seinerseits, in den mit zu grossem Fanatismus ergriffenen Bacterien-Glauben gewisser pathologischer Schulen einzustimmen, da thatsächlich darüber mit Sicherheit sehr wenig erwiesen, das Meiste also noch der Zukunft zu überlassen sei. Einzelne gefärbte Regen, die direct schädlich gewirkt haben, lassen diese Wirkung in besonderen Ursachen vermuthen, und liegen meist rückwärts in ferner Vergangenheit. Endlich wendet er die Arbeit eines besonderen Nachtrags [1]) noch auf specielle Darlegung einer kleinen Familie, der in dieser Erscheinung eine besonders interessante Rolle zufällt, den *Arcellinen*. Diese amöbenartig mit ausstreckbaren Tentakeln (Pseudopodien) versehenen Geschöpfchen leben, wie die *Bacillarien*, in Kieselgehäusen, und zwar mit gefelderten Schalen, aus denen sie ihrerseits aber durch eine Oeffnung die Körpertheile hervorstrecken können. Wie die *Bärenthierchen* im Baummoos und in Dachrinnen, so sind diese unter den schwebenden und direct mit Staub und Regen niedergekommenen Organismen besonders häufig. Zahlreiche Arten werden

1) Nachtrag zur Uebersicht der organischen Atmosphärilien Abhd. d. Berl. Akd. 1871.

hierbei noch in diagnostischen Abbildungen mitgetheilt. Es sind 70 verschiedene Analysen, die Ehrenberg zu diesen Uebersichten den Stoff geliefert haben [1]).

Die erdbildenden und im Wasser lebenden kleinen Organismen werden dann von ihm in drei ferneren Abhandlungen ebenfalls zu einem persönlichen Abschluss gebracht [2]). Zunächst werden die Gebirgsschichten, die vorzugsweise aus kieselschaligen Organismen bestehen, in ihrer besonders reichen Entwicklung, die sie in Californien gefunden haben, in genauer Uebersicht erörtert. Immer wieder ergreift Ehrenberg die Gelegenheit, auf den so wichtigen Unterschied der Süss- und Salzwassergebilde und der gemischten Erzeugnisse aufmerksam zu machen. *Bacillarien* und Genossen sind beiderlei Art, jedoch in der Mehrzahl der Arten als einer oder der anderen Geburtsstätte sicher angehörig bekannt. Kalkschalige Organismen zeugt allein das Meer. Theils sind sie massenhaft in zahllosen Kalkgebirgen, in Grünsand-Flötzschichten bis fast zu den allertiefsten Formationen abgelagert, theils sind sie noch heut nicht selten gesehene Mitglieder der Gesellschaft der Bewohner des Meeresgrundes, doch nicht der grössten Tiefen. Dasselbe

---

1) Nach solcher erschöpfenden Behandlung dieser Sache durch Ehrenberg muss es füglich auffallen, in den Comptes rendus de l'Académie des sciences de Paris vom December 1876 noch eine Mittheilung eines Mr. Tissandier abgedruckt zu sehen, in welcher er einige neuere Staubfälle nach ganz oberflächlicher Analyse bestimmt, ohne Ehrenbergs Arbeiten auch nur zu erwähnen. Man erblickt nicht ohne Befremden diese Notiz und die dazu gegebenen bewundernswürdig nichtssagenden Bilder in dem Journal der so hochgestellten Gesellschaft, deren auswärtiges Mitglied Ehrenberg gewesen ist.

2) Wachsende Kenntniss u. s. w. der felsbildenden *Bacillarien* Californiens, 1870. — Mikrogeologische Studien über das kleinste Leben der Meerestiefgründe u. s. w. 1873. — Forts. derselben mit specieller Rücksicht auf die *Polycystinen-Mergel* von Barbados 1873. Alle in den Abh. der Berl. Akd.

gilt von den kieselschaligen *Polycystinen*, deren noch lebende Formen jedoch tiefer hinab steigen. *Zoolitharien* zeugen als Kalkreste ebenso für die Meeresheimath. *Phytolitharien* und *Geolithien* können beides sein, da sie als *Poolitharien* (Gras-Kieselkörper) terrestrischen Ursprungs sind, als *Spongolithien* (Schwamm-Kieselbildungen) und *Arcellinen*-Panzer bald dem süssen, bald dem salzigen Wasser angehören.

Die Wahrscheinlichkeit, dass auch das tiefste Meer, bis fast 20,000 F. (19,800 F.) noch wirklich lebendige Geschöpfe berge, ist inzwischen gewachsen[1]). Die Zahl der in allen verschiedenen Meeres-Gründen überhaupt gefundenen unterscheidbaren organischen Arten, ausser den Bruchstücken derselben, ist auf etwa anderthalb Tausend gestiegen. Die Annahme physikalischer Unmöglichkeit der organischen Existenz in sehr grosser Tiefe, erweist sich immer mehr als unzutreffend. Selbst eine Menge grösserer Organismen, wenn auch meist in vergleichsweise kleinen Arten, haben sich im Meeresgrunde gefunden, besonders immer mehr *Weichthiere*, *Echinodermen* (Seesterne) und *Moosthierchen*. Alle Einzelzüge dieser neuen Entdeckungsreisen in die Meerestiefe werden nochmals erwogen und vorgeführt, welche die Eigenthümlichkeit der untermeerischen Lebensformen der Jetztzeit und der ganzen Reihe geologischer Vergangenheiten mit einander klar legen. Selbst für eine gar nicht unwahrscheinliche Erleuchtung des nächtlich finsteren unterseeischen Reviers wusste Ehrenberg zu sorgen, da sich in demselben nicht wenige der vielfach als marine Lichtträger bekannten *Peridinien* fanden, die wohl im Stande

---

1) Wie denn auch dies jetzt allgemein anerkannt wird, ebenso wie die Kreide-Aehnlichkeit der Lebensformen des Tiefgrundes. Nur dass man diese Entdeckungen jetzt fast allein auf Rechnung der englischen Forscher (Forbes, Carpenter) setzt, und Ehrenbergs, der aus den Tiefgrundproben dieser und Anderer zuerst seine Ueberzeugung darüber wissenschaftlich genau begründet und ausgesprochen hat, nun auch hierbei zu erwähnen vergisst.

sein mögen, theilweis das wüste Dunkel der den Sonnenstrahlen unnahbaren Tiefe zu erhellen, und ihren Genossen die Lebens-Arbeit zu erleichtern. Nur den allerwärts den ganzen Boden des Oceans tapezierenden Urschlamm-Riesen, den *Bathybius*, den modernen All-Erzeuger aller organischen Stammbäume, hat Ehrenberg, wie er mit Befriedigung nochmals sagt, so bequem er wäre, trotz aller Mühe noch immer nicht zu finden vermocht [1]). Eine grosse Menge in der ganzen Zwischenzeit von Ehrenberg aufgesammelte Abbildungen besonders von *Polythalamien* und *Polycystinen* wurden endlich auch noch veröffentlicht. Von den letzten fast allein erfüllt erschienen noch 31 Tafeln im Jahre vor seinem Tode, als letztes Denkmal unermüdlichsten Fleisses. Und bei diesen Schluss-Werken besonders war es die hülfsgetreue Tochter, deren Hand dem greisen Autor fast bis zum letzten Tage noch die Arbeit ermöglichte, und den Wunsch, grade diese auch noch vollendet zu sehen, zur Erfüllung bringen konnte.

In diesen abschliessenden Mittheilungen folgt er dann auch noch einmal dem Drange, sich gegen alle die inzwischen immer weiter aufgewucherten Irrlehren auszusprechen. Wiederholt hält er ihnen kurz seine empirischen und theoretischen Erfahrungen und Schlussfolgerungen entgegen. In Ruhe konnte er die eigene Arbeit überblicken. Was er fleissig gesäet, war ihm zu rechtzeitiger Ernte in die Hand gewachsen. Das Seinige hatte er gethan, mochten die Anderen zu bauen fortfahren, seine Leistungen vervollständigen oder verbessern wie es erforderlich schien. Dem Ungeheuer des Aberglaubens hatte er allein hundert Köpfe abgeschlagen. Ruhig sah er am Feierabend zu, wie doppelt

1) Endlich ist denn auch dies Ungeheuer nebst seinem Urzeitgesellen, dem *Eozoon*, auf der letzten britischen Naturforscher-Versammlung (1876) officiell wieder aus der Gemeinschaft der Lebendigen verbannt, und zumal der *Bathybius* als Kunstproduct erwiesen und von dem eignen Urheber in das noch tiefere Meer der Vergessenheit fallen gelassen worden.

so viele immer wieder zu wachsen fortfuhren. „Der Gebildete möge sich selber bewahren, und den Naturforscher unserer Zeit scheiden von der Wissenschaft“, war seine Ansicht. Vielleicht war das Uebel jetzt sogar noch schlimmer aufgewuchert, als in seiner Jugend. Allein er getröstete sich, dass die Wahrheit doch Recht behält. Er erfreute sich des Gelingens seines idealen Bildes, das er als Jüngling geistig erfasst, zu dem er sein Lebtag die Farben gesammelt, an dem der Greis die letzten Pinselstriche gethan. In einfach schöner Vollendung stand die organische Welt in seiner Auffassung als wesentlicher Theil des Kosmos da. Gesetz herrschte darin, nicht Gesetzlosigkeit. Die Phantasie-Gebilde maassloser Wandelbarkeit der Lebensformen und des Kampfes jedes Einzelwesens um sein Dasein als alleiniger Gestaltungsursache aller der so zweckmässigen und schönen Lebensformen behielt eben vor seiner gelassenen inneren Anschauung nur den Werth krankhafter und deshalb vorübergehender Affection des naturwissenschaftlichen Zeitgeistes. An allen neuen Einzelansichten erkannte er bis zuletzt gern und mit unverhohlener Freude alles Richtige als willkommene Beisteuer zur Erkenntniss an. Nicht minder freute ihn freilich, wenn selbst von Gegnern immer wieder mehr seiner ursprünglichen Entdeckungen schliesslich bestätigt wurden, und wenn die Erkenntniss immer feinerer und vollkommenerer Bildungen der lebendigen Körper, und ihre Theilhaberschaft am Ausbau des Erdganzen fort und fort zunahm.

So verharrte Ehrenberg bis ans Ende in unausgesetzt reger und erspriesslicher geistiger Thätigkeit. Auch mancher treue Freund verkehrte bis zuletzt mit ihm, theilte seine Interessen und brachte ihm, da er nicht mehr hinaus konnte, das Neue und Wichtige aus der Wissenschaft ins Haus. Freilich traten die meisten Mitglieder der seltenen Freundesgesellschaft, der Ehrenberg angehört hatte, vom gemeinsamen Lebensweg früher ab, als er. Derjenige, welcher vielleicht unter Allen für ihn dauernd vom grössesten Einfluss gewesen war, hatte ihn, hoch bejahrt, schon viel früher verlassen müssen. Wir meinen Alexander von Humboldt. Der Einfluss dieses gewaltigen Geistes war seit jener oben erwähnten ersten Entwicklung seines Verhältnisses zu Ehrenberg in immer festere und einflussreichere Beziehung zu ihm getreten, so dass wir diese noch einmal in ihrer Gesammtbedeutung in Betracht ziehen müssen. Seit dieser seltene Mann mit gereifter Erfahrung von seiner grossen Forschungsreise zurückgekehrt war, hatte er gleichsam in verstärkter Wiss- und Erkenntniss-Begierde überallhin den geübten Blick offen gehalten. Jüngere Forscher zu ähnlichem Thun, wie er vollbracht hatte, anzutreiben, und sie in die Lage zu bringen, ihrem Triebe folgen zu können, war seitdem sein besonderes Streben. So hatte er ja auch wesentlich Ehrenberg und Hemprich zur Nilreise verholfen, da er ihre Begabung richtig erkannt hatte. Ehrenberg trat nach seiner Heimkehr Humboldt von Jahr zu Jahr näher. Zunächst war dieser, wie schon oben besprochen, mehr der Berathende, Leitende, Tröstende, Ermunternde in dieser Freundschaft. Keine Schrift veröffentlichte Ehrenberg, keinen neuen Fund machte er, keinen neuen Gedanken erfasste er, den er nicht alsbald Humboldt mittheilte, der das Vorgelegte stets in liebenswürdigster, eingehendster Weise zu kritisiren und allseitig zu erörtern wusste. Selbst über die passendste Betitelung an Ehrenbergs Hauptwerken erging sich Humboldt in ausführlicher Erörterung. Zahlreiche Briefe wechselten diese beiden Männer, in denen sich je länger je mehr ihr immer intimer werdendes Verhältniss abspiegelt. Aus Ehrenbergs Schreiben geht die stets lebhaft empfundene Ehrerbietung vor dem älteren so überaus geistvollen und allseitig fein ausgebildeten Forscher hervor, eine Ehrerbietung, wie sie in ähnlichen Verhältnissen nicht mehr sehr an der Tagesordnung ist. Aus Humboldts Antworten oder Zuschriften erhellt das innigste stets wachsende Interesse an jedem neuen Schritt, den der jüngere Freund und Geistesverwandte auf seinem Wege voranthut. Humboldt war es, wie schon oben bemerkt, der ihn gefördert, seinen Wirkungskreis erweitert, sein Geltungsgebiet vermehrt und ihm zuerst in weitesten Grenzen Anerkennung verschafft hat. Er stand nun nicht an, auch ganz offen für den befreundeten Schützling Front zu machen[1]). Und wer hätte damals besser als Humboldt diesen Mann in seiner Eigenart und deren Bedeutung für die Entwicklungsgeschichte der Naturwissenschaft selbst beurtheilen können? Jetzt freilich geht man an vielen Orten über Humboldt ebenso überlegen wie über Ehrenberg zur Tagesordnung. Wie diesem allerlei vorzuwerfen ist, so ist an jenem nun gar alle Specialisirung des Wissens und Forschens zu vermissen. Er habe ja, heisst es, in keinem Einzelgebiet der Naturwissenschaft etwas überwiegend Grosses geleistet. Das ist grade so, als wenn man einem grossen Künstler vorwerfen wollte, dass er nicht selber jeden Stein behauen zu dem Dom, den er kühn entworfen und ausgeführt hat, oder dass er zu dem gewaltigen Gemälde, das er vollendet, nicht alle Farben selbst gerieben, und die Leinwand selbst gewebt habe. Und doch hat Humboldt in der That mehr als eine der feinsten Farben zu seinem kosmischen Gemälde selbst gerieben, mehr als eines der besten Werkstücke zu seinem Bauwerk ersten Ranges selbst geformt. Aber die Richtung der Zeit ist eben, mit Millimetern zu messen und nach Milligrammen zu wägen, und wer seinen Sinn eben nur auf Forschungs-Resultate dieses Maassstabes richtet, verliert nicht allein das Empfindungs-Vermögen für die Wirkung der grossen Kunstwerke umfassenderer Geister, sondern auch die rich-

1) Einmal lehnte er die ihm zugedachte Dedication eines bedeutenden Werkes ab, weil darin Ehrenberg die gebührende Anerkennung versagt war.

tige intellectuelle Werthschätzung derselben. Wer nur noch mit Atomen handelt, oder wer über der Vertiefung und Betrachtung der Einzelzelle den ganzen Organismus vergisst, kann freilich auch den Baumeister nur nach Ziegeln und Mörtel, den Maler nur nach seinen Farbentöpfen taxiren. Das aber corrigirt dann, wie gesagt, die Nachwelt. Humboldt und Ehrenberg mussten also von Anbeginn einander nun in ihrer ganzen Richtung und wissenschaftlichen Gesinnung immer näher kommen. Beide dem Wahne abgeneigt, dass die Wohlordnung des Weltganzen überhaupt und zumal unserer organischen Natur sich aus der planlosen Wirkung der blinden Allkraft unbelebter Atome zusammengefunden habe, suchten sie einander in ihren Anschauungen zu stützen. Dies alles ist schon oben bei Erwähnung des Beginnes dieses Verhältnisses angedeutet. Je höher sie aber die Jahrzehnte im steten geistigen Verkehr miteinander hinaufstiegen, desto mehr nahm auch Ehrenberg die Stellung des Zug um Zug vergeltenden Freundes ein. Nicht allein, dass er Humboldt in allen solchen Dingen, die seinen eigenen wissenschaftlichen Wirkungskreis betrafen, mancherlei Auskunft ertheilte, so legte ihm Humboldt besonders solche Bedenken vor, die bald diese bald jene Schrift neuerer Richtung in ihm erweckt hatte. Die Prätention, mit der manch neues Theorem gegen die idealistischen Anschauungen, die dem greisenden Forscher und Philosophen lieb geworden waren, auftrat, trieb ihn oft zu Ehrenberg, um aus der gewaltigen Rüstkammer, die dessen Special-Wissen ausmachte, mit ihm zusammen die gegen solche Angriffe deckenden Waffen hervorzuholen[1]). Da fehlte denn Ehrenbergs kräftige Assistenz niemals. In ihm

1) Wie gross Humboldts Vertrauen auf Ehrenbergs Urtheil war, bekundet ein schon aus der frühern Zeit stammender Ausspruch Jenes: „Wenn auch meine Meinung von der Ihrigen abweicht, glaube ich immer, der Irrthum sei auf meiner Seite“.

war vorzugsweise die wissenschaftliche mit der sittlichen Ueberzeugung tief innerlich so verwachsen, dass er mit besonders ruhiger Unerschütterlichkeit dem Heranrauschen der immer höher schwellenden Wellen des modernen Materialismus zuschaute, wie sie seit Empedokles und Demokritos zwar wiederholt herangefluthet, aber immer wieder vom festeren Bollwerk der zugleich sittlichen und wissenschaftlichen Anschauung abgeprallt sind. So vermochte Ehrenberg denn an Humboldt manches von dem, was er ihm schuldete, wieder abzutragen und beide Männer blieben bis zum Hintritt des älteren in ungetrübtem Freundesverkehr.

Schon in der Einleitung zur Mikrogeologie hatte Ehrenberg sachgemäss in leidenschaftsloser Würde gerade diese atomistisch-mechanischen Anschauungen in ihre Grenzen zurückgewiesen und denselben seine Ueberzeugung von der Wesenheit des Organischen gegenübergestellt. Er hatte im Gefühl sicherer Ueberlegenheit auf diesem Gebiet das, was man allen Abläugnungen gegenüber als Lebenskraft festzuhalten habe, treffend ausgedrückt. Es sei daher gestattet, dies sein naturwissenschaftliches Glaubensbekenntniss, mit welchem er sich wie in einer festen Burg gesichert fühlte und auch Anderen Deckung und Ruhe gewährte, durch einige seiner eigenen Worte zum Schluss hier zu kennzeichnen: „Die grössten Naturerscheinungen im Raum“, — so führt er aus, — „lassen sich nicht als vom organischen Leben, sondern von den sogenannten physikalischen Kräften beherrscht erkennen, und man ist daher beim theoretischen Forschen häufig geneigt, alles Geformte diesem Spiel der Kräfte und Stoffe, bald verbunden bald getrennt gedacht, unterzuordnen, zumal auch die Theorie bei den Verwandtschaften, den Verbindungen und Trennungen der Stoffe diese Herrschaft anerkennt. So hat man seit alter Zeit alles Körperliche als veränderliche Gruppirung der Atome gedacht, wie man neuerlich sich den formwechselnden, metamorphischen eben darauf hinausgehenden Ideen der Morphologie hingiebt. Man hat hiermit mehr Einsicht in die Formen der Körper scheinbar gewonnen, aber das Leben, das besondere Zeichen der Organismen nicht gewonnen, ja verloren. Es ist keineswegs die Absicht, in diese schwerwiegende, von Gläubigen oft ohne Wissen verketzerte, und von Forschenden oft ohne Gründlichkeit aufgenommene Streitfrage hier tiefer einzugehen. Wunden, welche die Wissenschaft schlägt, kann nur und wird die Wissenschaft heilen. Mögen die Thatsachen allmählich selbst antworten". . . . Und weiter: . . . . „Wer sich ein organloses Leben denkt, mag ganz im Rechte sein, wenn er jede Bewegung dem Leben gleich ansieht, und überall Leben findet, wo Bewegung ist, wie Schwere, Elektricität und Wärme solche Allgemeinheit zeigen, dass sie Eigenschaften alles Körperlichen sind; nur hat dieses Leben dann allerdings nichts Eigenthümliches, nichts den Menschen Erwärmendes, Erhebendes oder Ermuthigendes, es gehört den physikalischen Kräften unbedingt an und ist die kalte Aeusserung des gestörten Gleichgewichts derselben. Anders ist es mit dem organischen Leben". . . . . „Organlose geformte und bewegte Körper können Chemiker und Physiker leicht herstellen, aber auch das kleinste organische Wesen ist heut, im Jahr 1854 nach Christi Geburt, undarstellbar. Nur aus organischem Leben entwickelt sich in erstaunenswerther Sicherheit und Gleichheit das neue organische Leben überall, wo die angestrengteste und umsichtigste Forschung den Keimen nachspürt. Durch dies Gesetz erhalten die kleinsten Lebensformen gleich den grössten ein hohes Gewicht gegenüber den nicht organischen Stoffen und Kräften. Jener wunderbare Ausfluss hoher in allen Systemen wohl abgeglichener organischer Entwicklung, welche wir im Menschen Geist und Seele nennen, und der sich vom ersten selbständigen Erscheinen oder dem scheinbaren Anfang der Organismen an die verschiedensten festen und flüssigen Stoffe sammt der

Wärme und der Elektricität, wie ein Baumeister Mörtel und Bausteine, oder nach dem Aristotelischen Bilde, „„wie ein Zimmermann Säge und Bohrer““ mit aller Sicherheit dienstbar macht, ist meiner Erfahrung nach auch ein Charakter des kleinsten Lebens.“ Darauf hebt er die überaus grosse Formbeständigkeit vieler organischen Wesen hervor, die von den Urzeiten an „den heutigen fast wie Abdrücke derselben Platten“ gleichen. „Unaufgeschlossen steht überall bis heut der Lebens-Process auch in seinen gröberen Theilen und an die feinen geistigen Producte hat noch kein Analytiker entfernt gerührt.“

Auf solcher Ueberzeugung vermochte Ehrenberg wie gesagt, den Kampf der Geister für und wider den Geist in der Natur getrost um sich immer heftiger auflodern sehen, und bis zum letzten Tag das Banner der echten, auf dem Wege nüchterner Empirie die ideale Wahrheit suchenden, den materialistischen Aberglauben abweisenden Naturforschung hoch zu halten. Und darum wird der Name dieses Bannerträgers noch lange einen guten Klang haben, wenn die der mancherlei falschen Propheten unserer Tage längst hinabgeglitten sind auf der schiefen Ebene des Vergessenwerdens.

Vergegenwärtigen wir uns hier auch noch einmal die ganze reiche Ernte, welche Ehrenberg vor seinem Feierabend hereingebracht hatte, so sehen wir sie als harmonisch einheitlichen Bau vor uns. Den lebendigen mikroskopischen Wesen hatte er durch scharfe Kritik ihrer Gestalt, durch Darlegung ihrer inneren Organisation, durch Ermittlung ihrer Entwicklung ihre feste Stellung in der Gesammtheit der Organismen angewiesen, die Thür zur weiteren Erkundung ähnlicher mikroskopischer Entwicklungen zuerst mit Sicherheit geöffnet und das von den Vorgängern nur schwankend gelassene Fundament für ihre wachsende Erkenntniss festgelegt. Er hatte alsdann diese kleinsten Wesen durch das ganze Gebiet ihrer Wirksamkeit verfolgt, die räumlichen und zeitlichen Grenzen ihrer Existenz ermittelt, die physikalischen Grenzbedingungen für ihre Vitalität festgestellt, und nebenbei die sociale wie auch so zu sagen die moraliche Tragweite ihrer eigenthümlichen Lebensverhältnisse offen gelegt. Er hatte somit in einem Gebiet die festen Entwicklungskreise im Grossen sicher umrahmt und den Aber- und Irrglauben aus dessen Grenzen verbannt. Er hatte endlich zu gleichem Zweck der Grenzbestimmung organischer Thätigkeit und organischer Form hier und da auch im Gebiet der grössern Thier- und Pflanzenformen Forschungszüge unterommen, und zumal auf pflanzlicher Seite einige sehr wichtige Wege gebahnt zur Feststellung ihrer feineren Entwicklungsvorgänge. Er hat also Alles in Allem, wie eingangs gesagt, zu der Summe der Arbeiten, die das laufende Jahrhundert in der Erkundung der organischen Gestalt an der Schranke des Sichtbaren, und in der Absteckung der Grenzlinien sowohl zwischen den organischen Reichen unter sich als auch zwischen ihm und den Körpern der leblosen Natur einen ungewöhnlich grossen Antheil auf seine Schultern genommen.

Er hat seine Arbeit wesentlich allein gemacht. Es lag nicht in Ehrenbergs Art, wie schon oben erwähnt, mit näheren Genossen seines Berufes zusammen zu arbeiten. Er meinte, wenn er auf seinem Wege ungestört allein ginge seine persönlichen Kräfte am besten ausnutzen zu können. Darum liebte er auch nicht den Besuch grösserer naturforscherischer Versammlungen. „Ich bin zu ernst,“ schreibt er einem Freunde, „und zu ängstlich für dergleichen, verstehe auch nicht mit Leichtigkeit mich ein- und anzureihen, und um einigen Leuten, die sich mit „Nein“ oder „Vielleicht“ geltend machen, Kunststückchen vorzumachen, ist mein Humor und meine Zeit nicht gelegen“. Die Ausdauer, mit der er dagegen für sich allein arbeitete, mit der er sich den längsten und mühsamsten Reihen von Analysen unterzog und keine noch so harte Geduldsprobe scheute, war ausserordentlich. Hastig und ruhelos strebte er von Object zu Object zu gelangen und immer neue Steine in die schwierige Mosaik zu fügen, bis das Bild fertig sei. Darin findet denn auch der Umstand seine Erklärung, dass er nicht eigentlich eine Schule bildete. Die meisten von uns, die dies Handwerk der Naturforscherei treiben, sehen gerne Schüler um sich, die Tag für Tag unsere Werkstatt mit uns theilen, durch ihre Arbeit die unsere ergänzen, durch gemeinsamen Gedankenaustausch der gemeinsamen Geistesthätigkeit förderlich werden. Lehren und Lernen vollzieht sich wechselseitig und gemeinschaftlich. Das lag nicht in Ehrenbergs Art. Niemals zwar fehlte er, wie schon gesagt, demjenigen, der mit Fragen und Bitten um Unterweisung und Rath zu ihm kam. Doch zog er keine Schüler geflissentlich an sich. Zu ausschliesslich der eigenen Aufgabe stündlich zugewendet, scheute er die Fessel, die ihm dauernde Anleitung jüngerer Practicanten gelegt hätte. Nicht einmal einen persönlichen Assistenten hat er gehabt, bis endlich seine Tochter ihm zur ersten aber auch vorzüglichsten und unersetzlichen Gehülfin wurde. Jeder Unterbrechung in seinem Thun abhold, schob er andere damit nicht nothwendig zusammenhängende Geschäfte gern auf die letzte Minute hinaus. Doch trieb es ihn, was ihm am Herzen lag, dann auch in die Herzen anderer zu verpflanzen. Die Lehre von der Eigenart des Lebendigen trug ihm Niemand zu Dank vor. Daher hatte er schon 1833 eine Vorlesung über Physiologie begonnen[1]) und las später dauernd über die Physiologie der kleinsten Geschöpfe. Aber selbst in der einmaligen wöchentlichen Vorlesung erschien er nicht allzu pünktlich. Dann aber, gefesselt und angeregt durch die Fragen der Schüler, voll vom lebhaften Drang ihnen alles so klar als möglich zu machen, schloss er noch

1) „Auch glaube ich", schrieb er darüber an Martius, „in dieser Richtung nützlich wirken zu können, weil Viele darin sehr vom richtigen Wege abgehen, und das Lebendige liebe ich mehr als den Gottesacker der Naturgeschichte in Wandschränken."

weniger pünktlich. Die eigentliche Vorlesung seiner Nominal-Professur, Geschichte der Medicin, liess er nicht gerade ungern fallen, wenn sich keine genügende Zahl Hörer fand, und las sie in späterer Zeit gar nicht mehr. Er war immer von der Ueberzeugung durchdrungen, auf seine Weise der Menschheit mehr nützen zu können, als nach officieller Vorlesungsschablone. Merkwürdig genug, schreibt er einem Freunde nach seiner Ernennung zum Prof. ordinarius (1840): „Mich hat man verkehrter Weise zum Ordinarius gemacht, was mir nur meine Zeit noch mehr beschränkt, ohne sonst etwas zu ändern. . . . . Besonders die neuen Pflichten ärgern mich, die ich halb habe und halb nicht habe“. . . . . In der That war seine Begabung zum Lehren der zum Forschen nicht gleich. Man kann nicht sagen, dass er fliessend und elegant vorgetragen hätte. Nur, wo es auf Zeigen und Deutlichmachen der Objecte ankam, war er unübertrefflich. Es kam ihm eben Alles nur darauf an, das zu Lehrende zu klarster Anschauung zu bringen. So bedingt ihm der Gegenstand stets die Form, und während seine rein wissenschaftlichen Aufsätze aus peinlicher Furcht vor Unklarheit oft gerade die verständlichere Einfachheit im Ausdruck vermissen lassen, und selbst ihre Ueberschriften mit genaueren Nebenbestimmungen überladen sind, so schwingen sich seine allgemeinen Vorträge in den seinem innersten Gemüth entquillenden Aussprüchen oft zu einem seltenen Adel der Redeform auf. Auf dem Katheder aber im Auditorium beherrschte ihn das Einzelne zu sehr, um ihn an die Form des Vortrags denken zu lassen. Dies Alles war ihm wohl bewusst, und so suchte er durch um so mehr eigene Arbeit diesen Mangel auszugleichen. Freilich lässt sich nicht verkennen, dass gerade hierin ein Hauptgrund der oben besprochenen Entfremdung zwischen ihm und der jüngern Forschergenossenschaft liegt. Es fehlte eben an denen, die in seiner Werkstatt durch stündlichen Verkehr mit seiner Arbeitsform vertraut und in seinen Gedankenkreisen ganz heimisch geworden, nun auch hätten sein Werk unmittelbar fortsetzen oder auch schon ausarbeiten helfen. Unzweifelhaft hätte es ihm die mühsamer werdende Arbeit der letzten Jahre ja gewaltig erleichtert, hätte er dies und das Kapitel nach und nach einem und dem anderen wohlgeschulten und zuverlässigen Jüngern übertragen können. Und leichter hätte er dann selbst von der so liebgewordenen Thätigkeit lassen können.

Doch fand er auch in sich selber den richtigen Trost. „So klein“, sagt er, „ist die Natur nicht, dass sie dem Forschen eines Einzelnen sich erschlösse. Künftige zahllose Geschlechter mögen noch glücklich forschen, viel überraschend Neues erkennen, und weil sie sich in dem grossen Ganzen immer verwandter und heimischer fühlen, mit freiwilliger hoher Ehrfurcht und edler Freude zu geniessen haben“. . . . . „Was dem Einzelnen versagt ist, dem nähern sich die Geschlechter“.

Uebrigens fehlte es Ehrenberg trotz seiner verhältnissmässig beschränkten Lehrthätigkeit doch keineswegs an der Anerkennung seiner Collegenschaft, in welcher er nicht nur vermöge seiner Charaktereigenschaften in Ansehen stand, sondern der er durch den ungewöhnlichen Umfang seiner Bildung auch nach der klassisch-ästhetischen Seite hin ein vielfach unentbehrliches Mitglied war. Viermal war er Decan seiner Facultät, einmal Rector seiner Hochschule.

Angesichts jener subjectiven Eigenthümlichkeiten und des daraus entspringenden objectiven Mangels war es denn eben ein überaus glückliches Geschick für ihn, selbst mit eigener Geisteskraft und mit dem erwähnten Beistand alle jene wesentlich nöthigen Abschlussarbeiten noch vor dem Feierabend zum Ziele führen zu können. Ein Glück das Wenigen wird, das Ehrenberg aber mit vollem Dankgefühl erkannte, und unter dessen befriedigendem Eindruck er in Ergebung das Handwerkzeug zur Seite legen konnte. Sein Tagwerk war redlich und ganz vollbracht.

Ehrenberg im häuslichen Kreis.

Das wissenschaftliche Wirken des Mannes vollzieht sich nicht allein wie jede andere geistige Berufs-Thätigkeit in der Umrahmung seiner Familienverhältnisse, sondern zieht aus diesem Mutterboden des Gemüthslebens nicht selten seine edelsten Nahrungssäfte. Zum Verständniss der nach aussen greifenden Thaten ist daher ein Blick auf diesen Stützpunkt, auf den sich die geistigen Hebel zu denselben ansetzen, unerlässlich. Andrerseits wirft die wissenschaftliche Leistung im gespiegelten Licht das Bild ihres Urhebers auf den Grund seiner Heimstätte zurück, und im häuslichen Kreis erscheint dann erst die Persönlichkeit, die wir kennen lernen möchten, in ganzer plastischer Abrundung. Was auf einer Seite oft unklar bleibt, lässt sich auf der andern alsbald erkennen. Wenn dies im Allgemeinen so ist, so muss es doppelt für einen Mann wie Ehrenberg gelten, bei dem sich die Gemüthsregungen mit der geistigen Erkenntnissarbeit und deren Ergebnissen stets so innig durchdrangen, dass sie völlig zu einem Ganzen verwebt erscheinen, und welchem seine Berufsthätigkeit unmittelbar auch als Hauptquelle sittlicher Erkenntniss galt. „Ich denke nun einmal, dass alles Heil der Menschheit aus der Naturgeschichte entspringen muss“, schreibt er an Nees von Esenbeck, als er sich zu diesem über seinen Wunsch nach einer weiteren Reise ausspricht. Auch musste solche innere Verknüpfung von Erkenntniss und Empfindung für diesen Mann um so klarer hervortreten, als gerade er in seinen nächsten Freunden die ausgiebigste geistige Anregung, oder umgekehrt bei seinen geachtetsten Berufsgenossen die wärmsten Freundschaftsgenüsse fand.

Man kann nicht sagen, welche Beziehung dabei immer der andern zu Grunde liegt, welches Verhältniss die Ursache und welches die Folge in diesem Zusammenhang ausmachte. An seinen einmal gewonnenen Freundschaften hielt er fest mit aller Treue. Von der Schulbank her behielt er die guten Gesellen seiner Portenser Zeit in lebhaftem Andenken und war aufs Innigste bewegt, als er zu einem grossen Gedächtnissfest geladen in die alten Räume zurückgekehrt war, und so viele der lieben Alten wieder umarmen konnte. Und als ein Paar derselben ihm zu seiner eigenen 50-jährigen Jubelfeier ein klassisches Gedenkzeichen persönlich überbrachten, war ihm dies nicht die am wenigsten theure Ueberraschung. Mit den schon oben genannten Männern des weiteren Gebietes seiner Wissenschaft aber war es ihm vergönnt manches Jahrzehnt in fast täglichem Verkehr zu leben. Vor allen stand Heinrich Rose ihm persönlich sehr nahe, zumal nachdem beide verschwägert geworden waren, und nichts ereignete sich für den Einen, das er nicht mit dem Andern berathen hätte. Von dem nahen Freundschaftsverhältniss zu Alexander von Humboldt ist schon oben die Rede gewesen, da es in noch directerer Beziehung zu seinen einzelnen wissenschaftlichen Entwicklungsschritten stand und darauf von unmittelbarstem Einfluss war.

Aber schon das Jünglingsalter brachte ihm dauernde Freundschaft ein. So wurden die oben schon Genannten, Kunze in Leipzig, v. Schlechtendal und v. Chamisso in Berlin nächst Hemprich ihm die Liebsten. Und während diese mit ihm unter der warmen Gönnerschaft der Link und Schwägerchen, der Lichtenstein, Klug und Nees von Esenbeck heranreiften, standen sie unter einander im fröhlichsten Geistesverkehr. Seine lang fortgesetzten stets die alte Treue fortspinnenden

Briefwechsel bezeugen dies vielfach, besonders aber derjenige mit Martius in München. Mit diesem Manne, der wie er eine mühe- und früchtereiche Erforschungsreise gemacht hatte, wurde er zuerst brieflich bekannt. Bald fanden sich ihre sympathisch angelegten, von gleicher Naturliebe und gleicher idealistischer Begeisterung erfüllten Gemüther zu warmer Freundschaft zusammen und beharrten darin, bis im hohen Alter der Tod sie trennte.

Gegen diese Freunde vor Allen liess sich Ehrenberg in seinen Gefühlsergüssen gehen, und enthüllte ihnen deren innerste Quellen, so dass sich ihr Ausdruck nicht selten auch zur dichterischen Form steigerte. Aus den vielen noch vorliegenden Briefen an die Freunde, die Gattin, den Vater tritt die eigenthümliche Mischung seiner geistigen Wesenheit aus theils heiteren theils trüben Bestandtheilen hervor. Ursprünglich voll fröhlichen Vertrauens auf die vernünftige Ordnung der Welt und der sich in ihr abspielenden Menschenschicksale ergriff ihn doch jedes eigene und fremde Missgeschick tief, und leicht steigerte sich bei solchem sein lebhaftes Gefühl auch wohl zur Empfindlichkeit. Alsbald aber sehen wir ihn dann mit Selbstkritik erziehend gegen sich arbeiten, den Trübsinn durch eine hellere Beleuchtung von höherem Standpunkte herab zu klären, und sich in dem wahren Humor, wie er ihm in hohem Maasse eigen war, zu erheben. Galt es aber, den Freund in ähnlicher Lage zu trösten, so richtete sich sein Geist alsbald in vollendeter sittlicher Kraft und Klarheit auf, und in den treffendsten, beruhigendsten, erhebendsten Ausdrücken vermochte er dem Betrübten zuzusprechen. Andererseits steigerte sich sein Frohsinn nicht minder leicht zum heitersten Scherz, der selbst wohl einmal zu unschuldigem Uebermuth heranwuchs. Nehmen wir dann hierzu die starke Willenskraft, das treue, selbst zähe Festhalten an dem als richtig Erkannten und als nützlich Beschlossenen, so mag es uns gelingen, diese Persönlichkeit als Ganzes zu verstehen.

So erhellt dies ebenso sehr aus seinen Aufzeichnungen von der Reise her als aus jenen Briefen nach der Heimath an die Freunde und den vielgeliebten Vater. Wenn die unvorhergesehenen Schicksale ihn niederbeugten und ihm die Reise viel schwerer machten, als er geglaubt hatte und als nöthig gewesen wäre, so waren es gerade die poëtisch tiefe, gemüthvolle und die frische humoristische Seite seines Charakters, die ihm dann auf dem Weg, den er sich gewählt, war er auch noch so uneben und dornenvoll, doch ans Ziel gelangen halfen. Wurde er fröhlich ob des Gelingens, wurde ihm weich ums Herz in wehmüthigem Verlangen nach der Heimath, oder wurde er selbst, wenns gar zu arg zu werden schien, zur Selbstbespöttelung gereizt[1]), so verstand er alle diese Anwandlungen, jede nach ihrer Art, in maass- und klangvollen, oft ungemein ansprechenden Versen, deren zumal seine Briefe sehr viele enthalten, zum Ausdruck zu bringen. Selbst dem geliebten Vater daheim, dem die lange Trennung schwer genug wurde, verstand er es, durch heitere Schilderung der besseren Seiten seiner Existenz dieselbe leichter zu machen. Lustig anzuschauende Illustrationen erläutern in seinen Briefen sein Wüstendasein in vergnüglichster Beleuchtung.

Heimgekehrt ward er alsbald wieder, wie oben erzählt, auf harte Probe gestellt. Und selbst als ihn vielfache Anerkennungen und Ehrenbezeugungen erfreut und ermuthigt hatten, sieht man doch mehr und mehr einen ge-

1) Selbst in recht peinlicher Lage verliess ihn dieser Humor nicht leicht, sondern diente ihm als Schild und Wehr. Als er einst unterwegs im Nillande von höherem Orte aus der Heimath die unvermeidlichen officiellen Monita erhalten hatte, gelang es ihm sehr gut, sich des üblen Eindrucks zu erwehren, indem er in einer poëtischen Epistel an Freund Chamisso dessen weltberühmtes Gedicht vom „Zopf, der Einem hinten hing“, in gleichgemessenen Versen über „die Nase“, die nun dem armen Wüstenreisenden, ohne dass ers ändern konnte, „so vorne hing“, treffend parodirte.

wissen sentimentalen Zug unbefriedigter Empfindungen sich durch die helleren Stimmungen hindurchwinden, der ihn, genau genommen, nie wieder ganz verlassen hat. So viel Gönner und Freunde er hat, so vermisst er daheim doch stets das ganz gleichgestimmte Gemüth, das ihm zugleich beruflich nahe genug gestanden hätte, um an allen seinen Erlebnissen den richtigen Antheil an Verständniss und Mitempfindung auf sich nehmen zu können. Und so eilt er damit immer wieder zu Freund Martius. „Wundere dich nicht", schreibt er ihm, „dass ich mein Leben so zergliedere. Ich thue es nur gegen mich und gegen Freunde, weil ich wie ein Weib zuweilen Ermuthigung bedarf, und mich gern in der Ueberzeugung erhalte, dass ich doch Freunde besitze". Und diesem hat er denn auch zu klagen, wie selbst alte Beschützer und Lehrer und neue Collegen ihn immer kühler abweisen, wo sie ihn hätten warm unterstützen können. Zumal ist dies eben das Missverhältniss, dass ihm seine Reiseschätze immer unzugänglicher werden, welches dauernd, wie schon oben bemerkt, an seiner Seele frisst. Sicher empfand er in seiner Missstimmung den Widerstand Anderer noch schlimmer, als er gemeint war. Doch war dies seiner „weichgeschaffenen Seele" nicht anders möglich. Und ein gewisses Mindermaass an gutem Willen im Entgegenkommen derer, die ihm seine Schätze verschlossen oder sie theilweise verzettelt hatten, lässt sich doch auch nicht läugnen.

Alsdann kamen immer neue Familien-Missgeschicke. In das volle Glück hinein schien sein Lebensweg ihn geführt zu haben, als er sein Weib heimgeführt hatte [1]).

1) „Wir grüssen Dich beide, Dich und Dein Gemahl, ich und mein Gemahl. Sieh, wie stolz ich bin, dass ich mich auch so al pari glaube mit Dir und aller Welt. Ach ja Freund, ich bin es auch. Manch Liedchen könnte Dir von meiner recht innigen Fröhlichkeit ein sicheres Zeugniss geben, denn Verse kann ich nur machen, wenn ich recht froh bin, und wenn ich, wie ich jetzt lebe, fort und fort zu leben habe, werde ich — ein Dichter? Nein wahrlich doch kein Dichter, sondern ich

Aber wenige Jahre nachher traf ihn schon der schwere Schlag, dass ihm sein erstgebornes Söhnchen wieder starb. Die Worte, die er darüber an Freund Martius schreibt: „Den lebenskräftgen Sohn, der zum tüchtigen Manne gereift

---

bin und bleibe ein lebensfroher nüchterner Mensch, der auch seinen Vers zu machen weiss, und einem Dichter gleich sein Liebchen herzt und küsst". (Brief an v. Martius Oct. 1831)

Während seines Brautstandes hatte er seinem Glück an denselben Freund, da dieser ihm eine Pflanzengattung gemidmet hatte, folgenden poëtischen Ausdruck gegeben:

„Der liebe Gott hat in der Welt
Viel Blumen ausgestreut
Und Jedem, der sich treu ihm hält,
Er eine Blume beut."

So das Geheimniss der Natur
Legt ich als Jüngling aus,
Und muthig folgt ich ihrer Spur
Durch manche Müh und Graus.

Ich hab es lang und treu bewahrt
Und keine Freude mir
Und nicht des Lebens Kern gespart,
Ich folgte kindlich ihr.

Auch bot ein hochgelehrter Mann
Als meiner Treue Preis
Mir seiner Blumen eine an,
Doch wars ein dürres Reis.

Das fordert in dem Priesterglanz
Den lieben Freund heraus;
Der sucht aus seinem Blumenkranz
Ein helles Blümchen aus.

Was aber in des Jünglings Brust
Geahnet, sollt erblühn,
Das hat zu meiner Seelenlust
Der liebe Gott verliehn.

Frisch, rosig, seelenvoll und klar,
Lebendig steht sie da,
Die meines Lebens Sehnen war,
Die Ehrenbergia".

seine Eltern begraben sollte, habe ich selbst begraben. Es geschieht oft, aber es ist wie ein Eingriff in die Rechte des armen Einzelnen von Seiten der reichen Natur. Der fröhliche, kräftige, gleichmässig entwickelte Knabe hat uns in seinem kurzen Leben namenlose Freude gemacht. Wie ein Engel himmlischen Einflusses war er uns zugesellt!" u. s. w. kennzeichnen seinen tiefen Schmerz und zugleich eine dankbare Anerkennung des Genossenen. Indem er sich mit dem Besitz des ihm nachgebornen Töchterchens zu trösten sucht, drängt es ihn doch wieder in einem anderen Brief (an Kunze) zu dem wehmüthigen Ausruf: . . . „Allein das Entfalten einer Blume giebt andere Gefühle als das eines Baumes." Er ahnte damals freilich nicht, dass ihm aus seiner vierten „Blume" einst eine so starke, treue, den kräftigen Baum ersetzende Stütze erwachsen würde. Immerhin fand er das volle Glücksgefühl in seinem Hause wieder und schob geflissentlich die Bekümmernisse über seine immer mehr ins Stocken gerathende Reisearbeit wenigstens mit Bewusstsein aus diesem Empfindungskreise hinaus. „Wie so ganz anders", schreibt er an Martius, „erscheint einem doch die Welt im Kreise seiner Familie als ohne dergleichen. Es ist ein Ausweiten und Breiterwerden der eigenen Individualität, welches freilich den Stürmen mehr Fläche bietet, aber auch weiter in den Weltenraum hinein ragt, und viele Sonnenstrahlen auffängt, die neben dem schmalen isolirten Individuum unwirksam vorüberfliegen." So siegte die ihm eigene, alle Dinge von beiden Seiten fassende Beschaulichkeit immer wieder, und die stets Freude bringende rastlose Thätigkeit gab ihm täglich neue Frische.

Freilich als nun immer Schwereres auf ihn eindrang, versagte zeitweis auch dieses Trostmittel, und es trat eine der wenigen Zeiten für ihn ein, in der seine geistige Kraft ihre Elasticitätsgrenze fast erreicht hatte und er erdrückt zu werden schien. Dennoch half ihm jene ureigene Thatkraft in Leib und Geist wieder hindurch. Heitere und trübe Zeiten wechselten später wiederholt und stimmten sein Gemüthsleben mehr und mehr zum dauernden ernsten seelischen Gleichgewicht. Immer aber blieb er trotz dessen zu sinniger Heiterkeit leicht genug angeregt. Selbst als ihn nun der härteste Schlag seines Lebens getroffen hatte, der frühe Hintritt der Gefährtin desselben, verlor er den inneren Halt nicht, hielt sich und die Seinigen aufrecht und kehrte zu seiner Arbeit zurück, um darin Trost zu finden. Mit der treuen Gattin zusammen hatte er erst kaum das Leben zu seinem ganzen Werth erblühen sehen, als er sie nun lassen musste. Er hatte es in diesem Bunde zu derjenigen innigen und treuen Gattenfreundschaft gebracht, welche die unerlässliche Bedingung wahren ehelichen Glückes ist, welche dies denn aber auch, wenn sie einmal erfüllt ist, allein und ausschliesslich zu ganzer Entfaltung bringt. Zahlreiche Briefe, von seinen verschiedenen Reisen her in die Heimath gesendet, bekunden die herzlichste Traulichkeit, die vollkommenste Harmonie dieses Bundes. Wie er an dem ihrigen, so nahm sie an seinem Thun Zug für Zug bis ins Kleinste hinein Antheil, deckte ihm den Rücken, machte seine Kräfte frei zu förderlicher Arbeit, und trieb ihn selbst nicht selten an, wo er zu lange zögerte, um weniger angenehmere Aufgaben in Angriff zu nehmen. Sie waren Beide Eins, und doch, da er sich die eigne Existenz ohne diese Freundin wohl nicht mehr hätte vorstellen können, musste er sie nun scheiden sehen [1]).

1) Der das beiderseitige Verhältniss lebhaft malende Brief Humboldts auf die Trauernachricht (Potsdam, Juli 1848) mag hier eine Stätte finden. Derselbe schreibt: „Wie sehr ich theile Ihren tiefen Schmerz, mein theurer Freund! Wenn ich von der frühesten Zeit die innigste Verehrung Ihrer Geistesbegabtheit zollte, der unbegreiflichen Ausdehnung Ihres naturhistorischen und philologischen Wissens wie Ihres Scharfblickes, so war es doch eigentlich die liebenswürdige Gemüthlichkeit Ihrer edlen Natur, die mich unaufhaltsam anzog. Es ist in Ihnen ein Gemisch von Stärke und Weichheit, das auch

Doch war auch dies noch nicht das Letzte, was seinen gebeugten Mannesmuth niederdrücken sollte. Die politisch schwere Zeit dieses selben Jahres 1848 kam noch dazu, und endlich folgte auch der Verlust seiner zwei Brüder durch die im folgenden Jahr hereingebrochene Cholera-Epidemie. Und damit war es denn in der That mehr als genug des Unheils, um aus dem heitern jovialen Ehrenberg den wesentlich ernsten Mann zu machen, in dessen Erscheinung das nahende Alter mehr und mehr sichtbar wurde. Allein die dennoch nicht gebrochene Geisteskraft zeigte sich darin, dass grade seine fruchtbarste Arbeitszeit mit diesen Jahren stillerer Zurückgezogenheit zusammenfiel, da alle die in den glücklichen Jahren seiner Ehe begründeten Arbeiten in der folgenden Zeit mit rastlosestem Fleiss weiter durchzuführen waren. Dem entsprach der Eindruck, den Ehrenberg damals zumal auf uns Jüngere machte. Wenn wir Studenten der vierziger Jahre in sein Zimmer traten, um seinen Rath in Anspruch zu nehmen, und der so eigenartige Mann aus der Fensterecke des feierlich aussehenden Raumes, wo sein Schreibtisch von grossen Büchergestellen rotundenartig umbaut stand, hervortrat, so meinte man wohl den Oberpriester der Isis-Mysterien aus dem Sanktuarium ihres Tempels hervorschreiten zu sehen. Er erschien uns als der ehrfurchtgebietende Prophet der absoluten Naturwahrheit. Aber zugleich sahen wir in ihm das Urbild liebenswürdiger Humanität, warmer Gutherzigkeit und gradester Biederkeit. Dann sprach er so eingehende, so ruhig überlegte und treffende Worte, und

denen nicht entgeht, die Sie weniger kennen. Als ich der Königin gestern von Ihrem Unglück sprach, antwortete sie gleich: „„Man sieht ihm an, wie er leiden muss.““ Sie, die Edle hat nun ausgelitten. Mit zärtlichster Hingebung ist sie jahrelang gepflegt worden. Diese Ueberzeugung kann jetzt Ihr einziger Trost sein. — Mit dem innigsten Mitgefühl Ihr H. — (Nachschrift:) Ihre Tochter wird heranwachsen die kleineren Geschwister zu leiten. Bei . . . . . ist das völlig geglückt. Freilich ein schmerzlicher Ersatz!“

wenn auch nicht in schwungvoller oratorischer Form, so doch meist so anregenden zugleich und beruhigenden Inhalts, dass man nun, wie man voll Ehrerbietung eingetreten, so voll Befriedigung und Zuneigung von dannen ging.

Wie oft hat sich Schreiber dieser Blätter solches Eindrucks zu erfreueu gehabt. Als derselbe dann dem lange aus der Ferne in Ehrerbietung so hochgeschätzten Lehrer und Berather in Haus und Familie näher treten durfte, hatte diesem freilich eine zweite Gattin, Lina Friccius, Tochter des aus den Freiheitskriegen bekannten Majors, später General-Auditeurs Friccius, neues Behagen im Kreise der heranwachsenden Kinder und der zahlreichen Verwandten und Freunde zu erwecken und damit die alten Freuden im Hause wieder lebendig zu machen verstanden. Allein milder Ernst und Schweigsamkeit blieben dennoch seines Wesens dauernde Färbung. Diese ernstfreundliche, stets gleiche, gelassene Weise, mit der er Unannehmlichkeiten ruhig hinnahm, dennoch aber der Freude mit Andern, zumal den Seinigen, jeden Augenblick, woher sie komme, zugänglich blieb, gab seiner Erscheinung das ungewöhnliche Gewicht, welches die Seinigen innig an ihn fesselte und viele ferner Stehende zu ihm hinzog. So schlichtete er kleine Disharmonien der Kinder und Freunde, so tröstete er, indem er in freundlicher Zuversichtlichkeit neue Hoffnung zu erwecken wusste, diejenigen, die von Unheil betroffen zu ihm kamen. Der Vater, der Oheim, der Freund, endlich der Grossvater Ehrenberg war in weiten Kreisen der allgesuchte Berather, Helfer und Tröster. Scharf und klar verstand der Mann, der sonst zuweilen, wie schon gesagt, seine Aussprüche aus einer gewissen Peinlichkeit abschwächte, um nicht zu viel zu sagen, wenn es Noth that, Pflicht und Empfindung aus einander zu halten. Bezeichnend schrieb er einst an Freund Kunze, als diesem ein Ruf in die Ferne zugegangen war: Fragst Du das Gefühl in mir, so sagt es Dir: bleibe! Fragst

Du den Verstand, so sagt er Dir: geh! Die Grösse der Pflicht liegt im eignen Gefühl. Jeder ist der Welt etwas schuldig und seiner egoistischen Stellung zur Welt. Jeder hat Pflichten für Familie und Vaterland. Rath hilft in solchen Fällen nicht, weil er nicht befolgt wird, sondern das eigne Gefühl leitet. . . . . . Doch, wie gesagt, das Gefühl giebt die Pflicht, die der kühlere Verstand nehmen will.

Schon dadurch wirkte Ehrenberg nicht wenig, dass er, wie er sich selbst stete Ergebenheit auferlegte, so auch von Anderen ein besonnenes und zumal von den Seinigen ein nicht unfreudiges Ertragen der Widerwärtigkeiten, die das Leben bringen muss, verlangte. „Freundliche Gesichter?“ das war die ermunternde aber auch ernst mahnende Frage, mit der er die Angehörigen zu begrüssen pflegte, die er verstimmt und bekümmert kommen zu sehen fürchtete, und selten verfehlte sie ihre Wirkung. Der Art war auch seine Erziehungsweise gegen die Kinder selbst. Worte machte er auch für diesen Zweck wenig, — wir möchten sagen vielleicht zu wenig, — und manchmal wäre eine eingehende Auseinandersetzung über die Dinge, welche die heranwachsende Jugend in Geist und Gemüth bewegen, wohl am Orte gewesen. Allein dergleichen liebte Ehrenberg nun einmal nicht. Es machte aber die geschlossene Ganzheit seiner charaktervollen Persönlichkeit in ihrer Ehrfurcht heischenden Erscheinungsweise an sich schon einen so gewaltigen erziehlichen Eindruck, dass dadurch nicht allein jede andere Weise ersetzt ward, sondern allen, die ihm nahe standen, ein unauslöschlicher Eindruck davon in dauernder Nachwirkung verblieben ist. Dieselbe Gewalt dieser sittlich geschlossenen Persönlichkeit trat in ganzer Fülle in seinen öffentlichen Gelegenheits-Vorträgen hervor.

Selten verliess ihn einmal die Macht maassvoller Herrschaft über die eigene Geistesbewegung. Schreiber dieses erinnert sich nur ein einziges Mal diesen Mann, als ihn eine grosse und unvorhergesehene amtliche Widerwärtigkeit traf, ausser Fassung gesehen zu haben. Doch nur auf kurze Zeit. Dann hatte er sich und die Unannehmlichkeit, zu der freilich der letzte Anlass von ihm gegeben war, in sich überwunden, that die nothwendigsten Schritte zur Abwehr, und kehrte gelassen zu seiner Arbeit zurück. Wohl trat bis in sein hohes Alter wiederholt der Kummer über die misslungene Verwerthung seines grossen Reiseschatzes an ihn heran, und ebenso betrübte ihn die Nichtachtung der Zeit gegen das, was ihm in seiner wissenschaftlichen Ueberzeugung das Liebste war, bald minder bald mehr und erweckte in ihm, zumal in den letzten Jahren, zuweilen mehr Empfindlichkeit und Misstrauen gegen anders meinende Berufsgenossen, als begründet war. Dennoch wurde er dabei weder heftig, noch liess er sich dadurch zu schärferer Disputation hinreissen. Eine stille Traurigkeit blieb meist der einzige wahrnehmbare Ausdruck solcher Empfindungen. Nur selten entfuhr ihm bei besonders acuten Anlässen wohl mal ein bitteres Wort. Meist vielmehr sprach er auch dann gegen sachlichen Irrthum ein mildes, gegen offenbare Thorheit ein nachsichtiges Urtheil aus. Zuweilen vielleicht wurde dies in zu rücksichtsvoll gehaltenen und deshalb zu allgemeinen Ausdrücken gegeben, welche dann wohl eher zu neuem Missverstehen seiner Meinung als zur gebührenden Achtung vor deren thatsächlicher Motivirung führten. Denn wie schon oft gesagt, legte er im Grunde den einzigen Werth auf das Gewicht der festgestellten Thatsachen, auf welche eine Ansicht sich stützte. Leerem theoretischem Wortgefecht blieb er fern.

Als der in voller und rüstiger Thätigkeit alt gewordene Mann nun schliesslich von dem erwähnten körperlichen Missgeschick so hart betroffen wurde, war die gelassene Ergebung, mit der er auch dies ertrug, in der That zu bewundern. Kaum irgend ein Wort der Klage kam über seine Lippen, und auch das nur über seine unterbrochene Arbeit. Klagen über körperliche Leiden blieben ihm unbekannt. So ertrug er die schlimmste Zeit, und kaum wieder fähig, irgend etwas zu thun, war er mit alter Geistesfrische wieder ganz bei der Sache. Und da geschah es denn auch, wie oben mitgetheilt, dass er noch einmal in später Zeit alle die wohlgeordneten Gründe seiner Anschauung in ganzer offener Schlachtlinie ins Feld führte, und selbst in seinem letzten Schriftwerk gelang es ihm, jene meisterlich zu gruppiren und diese noch einmal ganz ins Licht zu stellen. Es war ihm aber neben dem intellectuellen zugleich ein Gemüthsbedürfniss geworden, sich noch einmal gegen die jüngere Welt, von der er sich zu scheiden rüstete, auszusprechen.

Denn die Grundlage seines Thuns und Redens war strenge Wahrhaftigkeit. Schweigen, wo Reden Pflicht war, erschien ihm als ebenso unsittlich, wie zu sagen, was den Thatsachen nicht entsprach. Seine Seele war in ihrer Construction von klassischer Reinheit und Einfachheit. Selbst die unschuldige Heuchelei der höflichen Phrase war ihm fern. Nicht dass er jemals hätte unhöflich sein können. Vielmehr konnte sein von edler Menschenfreundlichkeit stets volles Herz von diesem Inhalt allezeit genug auf die Lippen senden, um denselben an die Stelle der leeren Form treten zu lassen. Und selbst unangenehme und harte Mittheilungen verstand seine Milde ertragbar zu machen und den Stachel des Tadels, wo dieser nicht vermeidbar war, mit dem Balsam aufrichtenden Trostes zu netzen. Auch deshalb schon ging Niemand, wie oben gesagt, der des Zuspruchs bedurfte, unerquickt von ihm.

Wie im Innern des Hauses, so trat er in die collegialische Genossenschaft, wenn es an ihm war, selbst auf die Rednerkanzel der grossen Aula seiner Fachschule, ja in den Streit der politischen Ansichten hinaus, in gleicher grader Einfachheit der Gesinnung und mit gleicher Aufrichtigkeit des Wortes. Die Wahrheit, die ihm über alles ging, musste er leise und laut aussprechen, vor solchen, die sie gern und die sie ungern hörten. Nur dass er sie auch den letzteren ohne Härte sagte. Aber er sagte sie aus innerster Seele in tiefstem Ernst.

So hatte der schon Alternde sogar nicht gesäumt, als er das Vaterland wirklich in Noth glaubte, noch einmal die Waffen umzuthun. Selbst in so schwerer Zeit, wo seine Gattin hoffnungslos darniederlag und durch die Unruhe der täglichen Reibungen selbst noch schwerer litt, glaubte er als einzelner Mann seine Schuldigkeit dem Vaterlande nicht versagen zu dürfen, ob er die Zeit dazu gleich der letzten Pflege seines liebsten Schatzes entziehen musste. So stand er in den Märztagen des Jahres 1848 als Wehrmann in der damals keine unwichtige Rolle spielenden Studentenwehr und mit vielen anderen Collegen in Reih und Glied mit uns Schülern, bis die Hauptgefahr beseitigt schien. Er konnte dabei nach seiner Eigenart freilich nur conservativ sein, war es aber gegen die freieren Anschauungen Anderer, zumal Jüngerer, doch meist nur in duldsamster Weise.

Denn überall war es das Maassvolle, das er suchte. In der Akademie und in seiner Fakultät war er stets auf Seite derer, welche an die Dinge aller Art den Maassstab des klassisch Schönen und Edlen legten. Mit der Kunst als solcher sich näher zu beschäftigen hatte er zwar selten Zeit gefunden. Auge und Ohr hatte er aber für ihre Schönheiten stets offen. So wurde er ja vor Allem, wie oben erwähnt, der Schreiber, wenn es galt, klassisch stylisirte Votiv-Tafeln oder Ehrenbriefe von seiner Fakultät aus zu erlassen und manche schöne und schwungvolle Gelegenheitsrede in Akademie und Universität zeugen für seinen Geschmack. Das Hässliche war ihm überall zugleich das Böse und schon ein unschönes Wort oder ein Zerrbild konnten ihn in der Seele verletzen. Dann drückte sich sein sittliches Missbehagen in einem eigenen Blick und einem unarticulirten „Hm" aus, das ihm den Anschein gab, als ob er trotz der Milde seines Sinnes vergebens dem Sprecher oder Urheber zu verzeihen trachte. Eigenthümlich genug wollte er von angeborenen Talenten und specifischen Begabungen nicht viel wissen, er, der so hervorragende besass. „Kämpfen Sie muthig mit den Schwierigkeiten, woher sie auch kommen, und schaffen Sie Talent durch Fleiss", ruft er den Studenten als Rector zu, „denn der Fleiss giebt Talent. Wo Fleiss und eigenes Denken sich verbinden, da ist auch Hoffnung, dass der Genius hinzutrete, welcher den rechten Segen bringt" [1]).

Dem Naturschönen aber blieb er in jeder Erscheinungsform überall vor Allem zugethan und der schon alternde Mann erklomm, um eine lange nicht gesehene Pflanze zu pflücken mit Behendigkeit den steilen Abhang, freute sich wie ein Kind darüber und regte die Begleiter zu gleicher Freude an, sehr verschieden von denjenigen seiner Berufsgenossen, denen die Naturkörper oder deren zerstückte Reste nur so viel Werth haben, als sie sich zu Staffeln für die Leiter ihres Ruhms verarbeiten lassen, und die das Ganze nie anschauen können, dessen Atomen sie friedlos nachjagen. Und selbst dem nur noch schwer beweglichen halb blinden Greis war es Bedürfniss, die Sommermonate in schöner Gebirgsgegend zuzubringen. Von dem Zauber der ihm kaum noch warnehmbaren Reize berührt, belebte sich sein Geist leicht wieder zu vollster Spannkraft und er vermochte die Anwesenden, wie sie sich gerade zusammengefunden hatten, durch heitere und zugleich lehrhafte Mittheilungen stundenlang zu lebhafter Unterhaltung anzuregen, zu der er selbst das Meiste beitrug. Dies hielt ihm eben bis

---

1) An Nees v. Esenbeck schrieb dieser so talentvolle Zeichner einmal, dass er sich „nur das Nachahmen der Natur, wodurch allein er sich unter die Zeichner gedrängt habe, durch Coloriren erleichtern wolle"; als ob das so Jeder könnte.

zuletzt die noch lebenden Freunde warm und erwarb ihm neue. Nie versäumte er, auf seiner Reise im hohen Alter, wo er konnte, alte Genossen wieder aufzusuchen, wie z. B. v. Dechen, Naumann, v. Gerolt, denen er, wie den bis zuletzt treuen Besuchern in der Heimath, Beyrich, Ewald und Anderen, stets dankbar ergeben blieb.

Ehrenbergs Verhältniss zur Religion war das des echten Naturforschers. Es erhellt eigentlich aus der oben wiederholt ausgesprochenen wissenschaftlichen Anschauungsweise von selbst. Unerschütterliche Ueberzeugung von einer Weltordnung, die von einem selbstbewussten Schöpfergeist ausgegangen, von demselben in Ewigkeit geleitet werde, war der Grundton seiner Anschauung vom All, dessen er sich ein ebenso selbstbewusstes, wie mitarbeitendes Mitglied fühlte. Zweifel hierüber, atheistische und nihilistische Einwürfe liessen ihn völlig unberührt und erregten nur bisweilen seinen gerechten Spott. Ebenso fern aber stand er jeder doctrinären, kirchlich-dogmatischen Engsinnigkeit. Die von vernünftiger Allmacht zeugende Wohlordnung der Natur war ihm Lehre genug. Auch liebte er nicht, über Dogmen zu sprechen, seine Meinung ihnen gegenüber in einen schulmässigen Ausdruck zu fassen oder gar darüber zu streiten. Ein zum wissenschaftlichen Theorem erhobenes Dogma, das in solcher Art zu discutiren wäre, war ihm ein „lederner Stein", wie er sich ausdrückt, ein Widerspruch in sich selbst. Seine religiöse Empfindung war ihm angebornes, von seiner geistigen Person untrennbares Gemüthsbedürfniss, dessen Wiederschein stets und überall sein wissenschaftliches Thun und Meinen durchleuchtet und wirklich erhellt. Die Gemüthsregung, die in ihm den Eindruck des Grossen, Schönen, Erhabenen in der Natur bewirkte, wurde in ihm selbst zur „Religion"; er empfand sich der Natur gegenüber in innerster unmittelbarer Verbindung mit der Allmacht, in welcher er deren Urheberin sah. Ueber den Anblick des Rhone-Gletschers schreibt er einem Freunde: „Es war einer jener Momente des Naturforscherlebens, die so unendlichen Reiz haben, dass man sich wie ein Priester vor dem Altar erscheint und sein Leid vergisst.“ Er fühlte sich in solchen Augenblicken, wie er es an andern Orten ja ausdrückt, als „Sohn im Vaterhause.“ Das ernste, mannhafte Streben und Ringen nach der Erkenntniss des Wahren in Natur und Menschengeist — der ihm übrigens nichts der Natur Entgegengesetztes war, sondern vielmehr ihre höchste Blüthe — war ihm selbst Religion, die Arbeit in diesem Streben war ihm, wie er es selbst ausspricht, Gebet. Wie den Schul-Dogmatikern, so war er den Schul-Philosophen wenig geneigt. Die „Hegelei“ war ihm nur ein humoristischer Gegenstand. Von Schellings Theorieen vermochte er keinen Nutzen zu gewinnen. Die Natur-Philosophen waren ihm geradezu ein Greuel, so dass er sogar gegen die, welche sich dieses Lasters theilhaftig zu machen schienen, hart sein konnte. Sei es gestattet, dies Alles durch einige seiner Aussprüche zu belegen. In der akademischen Rede, mit der er sein Rectorat an der Universität (1856) begann, sagt er zu den Commilitonen: „Es giebt, so lehrt die Geschichte der Jahrtausende, ein unaufhaltsames, wenn auch schwankendes Drängen des Menschengeschlechtes nach dem Bewusstwerden von Gottes Welt in allen Theilen der äussern Erscheinung sowohl als der innern Gesetze des Denkens. Dieses Streben ist in den Denkgesetzen des geistigen Menschen unabweisbar vorhanden“. . . Er folgert „dass es als Bestimmung des Menschengeschlechts vorliegt, dass in künftigen Jahrtausenden, nicht wie in den verflossenen, nur einzelne Menschen dieses Bewusstsein in immer höherem Grade erlangen, sondern dass die mit eifriger Liebe zu belehrenden und mildem Ernst zu leitenden Völker der ganzen Erde dieses Bewusstwerdens in Masse theilhaftig sein sollen.“ So glaubte er fest an die Entwicklung des ganzen Menschengeschlechtes zur idealen Geistes- und Erkenntnisshöhe hinauf und traute zugleich auf die persönliche Fortdauer des Einzelgeistes als Ziel seiner ernsten Lebensarbeit. Dies geht aus einzelnen Aeusserungen unmittelbar hervor, und spiegelt sich wieder in einer andern Rectorats-Rede, wo er sagt: „Schriftsteller, welche, weil sie nicht weiter können, abschliessen und sagen: Es giebt keine Seele, daher keine Unsterblichkeit; hier stehe ich, ich kann nicht weiter, — mögen ganz im persönlichen Rechte sein. Nur sind sie nicht als Repräsentanten der Naturforschung zu betrachten. Die tüchtige Gesinnung, um mich dieses Ausdrucks zu bedienen, eines Naturforschers besteht darin, dass er nicht sich für inspirirt oder allwissend hält, sondern demüthig die Schranke anerkennt, welche seine individuelle Geisteskraft und seine individuelle Lebenszeit ihm auferlegten, dass er aber mit Spannung und schrankenloser Hoffnung fleissig mitthätig in die Zukunft blickt, wo sich Geschlechter an Geschlechter mit immer neuen, immer mehr veredelten Kräften reihen, welche auch das Scherflein segnen, das der wohlgesinnte Vorfahre dem Fördern und Bewusstwerden des grossen Gottesplanes zugefügt hat. Ein Naturforscher möchte das Gefühl verbreiten, dass jeder sich als nicht abhängig, sondern als völlig in den Plan der Welten eingehenden Sohn im Vaterhause und als Mitarbeiter des Weltordners in irgend einem Kreise fühle".

Diese Geisteskraft blieb ihm bis in die letzten Tage. Wenige Monate vor dem eigenen Abscheiden hatte ihm freilich der Verlust einer seiner Töchter einen harten Stoss gegeben, der wohl auch seine Kraft vor Anderem gebrochen hat. Aber zwischen allen Leiden blieb er gelassen, selbst heiter, und verkehrte so viel er konnte mit den Seinigen, die ihn keinen Augenblick mehr verliessen. Wenige Tage vor seinem Tode schrieb er noch eigenhändig oder dictirte Briefe klarsten und sinnigsten Inhaltes, und besonders scharf prägt sich seine ganze persönliche Geistes-Richtung in dem letzten brieflichen Zuruf an seinen ältesten Enkel aus, der ihm seinen Entschluss, den begonnenen naturwissenschaftlichen Studien treu zu bleiben, mitgetheilt hatte.

So konnte Ehrenberg still und gelassen der Ruhe entgegensehen. Und ein Leben voll fruchtbringender Arbeit, ausser in den letzten Jahren selten durch Krankheit gestört, endete friedvoll, wie es die meiste Zeit verlaufen war.

Es bedarf wohl keiner noch genaueren Ausführung, um das Bild dieses so feinfühligen, so maassvollen, so mildherzigen und dabei so willensstarken und thatkräftigen Mannes noch verständlicher zu machen. Wer verwandte Züge in sich fühlt, dem wird es durchsichtig sein. Anders Gearteten wird es in vielen Stücken unverständlich bleiben. Wie sehr Viele ihm indessen wirklich zugethan waren, davon zeugte die letzte Gesellschaft, welche durch stille Ladung in seinem Hause versammelt war, um ihm das letzte Geleit und der Mutter Natur die Hülle eines ihrer getreusten Söhne zurückzugeben, und welche an Zahl und geistigem Maass ihrer Mitglieder in der Metropole deutscher Wissenschaft und deutscher Herrscher nicht gar zu oft bisher ihres Gleichen gehabt haben mag.

Uns aber, die wir das Glück genossen haben, diesem in beschränkter menschlicher Individualität so reichen Haushalt führenden, so vielfach begabten und bedeutenden Menschengeist einige Jahrzehnte lang in immer engerem Verhältniss nahe zu stehen, wird er ein lichtvolles Vorbild bleiben unser Leben lang. Dass auch Anderen ein Wenig davon möchte zu Gute kommen, und dieser und jener sich in diesem Spiegel prüfen und an diesem Bilde freuen möge, war der Wunsch, in welchem es hier versucht ist, dasselbe aus nächster Anschauung und nach besten Kräften zu entwerfen.

Universitäts-Buchdruckerei von Carl Georgi in Bonn.

Ein photographisches Portrait von

Chr. Gottfr. Ehrenberg,

Cabinets-Format, ist zum Preise von 1 *M.* zu beziehen von

Adolph Marcus,
Bonn.

Universitäts-Buchdruckerei von Carl Georgi in Bonn.

Kolibri 360 GmbH
Ferdinand-Jühlke-Straße 7
99095 Erfurt, Deutschland
produktsicherheit@kolibri360.de